碧月はる

いつかみんなでごはんを

解離性同一性障害者の日常

柏書房

いつかみんなでごはんを

――解離性同一性障害者の日常

はじめに　――私の人間宣言

　この本は、「解離性同一性障害」と共に生きる私の日常を綴《つづ》ったエッセイ集です。私の、という表現は正確ではないかもしれません。日々そばで支えてくれているパートナーが把握している限り、私を含めた七つの人格が存在するからです。

　かつて「多重人格」とも呼ばれていたこの病《やまい》は、ときに好奇の目にさらされ、ときにセンセーショナルに取り上げられ、謂《いわ》れない差別や中傷を受けることが少なくないものでした。診断名が変わった今も、事態はさほど変わってはいないと感じます。怖い、可哀想、つらい過去を乗り越えた強い人、下手に関わらないほうがいい相手……。そうやって一方的に判断され、傷つけられることは、私にとっては日常茶飯事です。しかし、そういう人ほど私の日常を知らず、知ろうともしてくれません。

　だから、私は自分の言葉で、自分の日常を書きたいと思いました。幸福だった瞬間も、絶望した瞬間も。私という「人間」がこの社会で、あなたと同じように生きていることを伝えるために。読み終えたあとに、清廉潔白ではない、死に物狂いで生きている私の（私たちの）日常を、少しでもみなさんの心に残せたとしたら、この上ない喜びです。

以上のように、本書はあくまで私個人の体験を綴ったものであり、医学的な助言や専門的な知識を与えることが目的ではないことを、まずはご理解ください。また本書には、差別的な言動や性暴力、虐待、あるいは自死に関する記述が多数含まれます。そう聞くと、必要以上に重く受け止められてしまうかもしれません。もちろん、怖気《おぞけ》をふるうような話、社会的に許されるべきではないエピソードも出てきます。他方で、私やパートナーからすれば、思わず「笑ってしまう」話も出てきます（読者のみなさんが同じように「笑える」かどうかはわかりませんが……）。それから、思っていたよりも「ごはん」の話が多くなりました。こうした重さも軽さもひっくるめて、嘘偽りない私の日常です。くれぐれもご自身のペースと体調を優先して、無理なく読み進めていただけたらと思います。

はじめに、私を含む交代人格たちを紹介してから本編に入ります。私（私たち）の日常を知ってもらうことで、病名や障害名で一括《くく》りにされがちな当事者のレッテルを剝がす一助となれば幸いです。

碧月はる

交代人格

すべての交代人格に共通する点は、以下の通りです。基本的には、他者に対して攻撃的な言動を取ることはなく、極力目立たぬよう振る舞います。ただし、主人格に危害を加える相手を前にした場合や、主人格の命に危険が及ぶと判断した場合には、この限りではありません。生活を共にするパートナー、もしくは、「碧月はる」が解離性同一性障害者であることを知る友人以外の前では、主人格のふりをしてその場をやり過ごします。

なお、**ここでいう「主人格」とは「碧月はる」を指します（人格①）。**

人格②「桜／サクラ」：五歳／女性／性格＝本来は無邪気。主人格がストレス過多の環境にあるとその影響を受けやすい。泣いていたり怯えていたりすることが多い。絵本、お絵描きが好き。ビー玉、シーグラス等も好きだが口に含もうとすることがあるため注意が必要。食事しながら眠ってしまうことがある。主人格と性格、性質が一番近い。

人格③「海／カイ」：二十代前半／男性／性格＝騎士《ナイト》気質。主人格を守ろうとする意識が強い。物理的ストレスに対応するために生まれた人格と推測される。思考パターンが短絡的で、若干口が悪いが、落ち着いて話せばわかりあえる。パートナーと同性であることから、彼を気遣う一面も見られる。

人格④「涼／リョウ」：二十代後半／男性／性格＝怠惰。自由に好きなことをしてダラダラ過ごしたい気質。食べ過ぎ、飲み過ぎに注意が必要。ビールとラーメンが好き。面倒くさがりな反面、他者を冷静に分析する一面も持つ。タバコを吸いすぎる癖があり、そのせいで主人格が体調を崩したため、現在は禁煙中。

人格⑤「碧／アオ」：二十代前半／女性／性格＝自虐的。ひたすらに静寂を求める。騒がしいのが嫌い。周囲にほとんど関心を示さない。主人格を含めた周囲が騒々しくなったり問題が発生したりすると、思考を停止させるために安定剤・眠剤の過剰摂取（OD《オーバードーズ》）をする。その際には、部屋の中にある薬を探し出して粉状に砕きはじめる。ただし、致死量までは飲まない。滅多に表に出てこない。

人格⑥「周／アマネ」：十九歳／女性／性格＝冷静沈着。やたらと姿勢が良く、常に正座をしている。最近新しく出てきたばかりの人格で、情報が少ない。

人格⑦「優／ユウ」：三十代前半／女性／性格＝統率者。 交代人格のリーダー的存在。主人格のタスク管理をはじめ雑務を一手に引き受ける。ただし、主人格がフラッシュバックや強いストレス状態にある場合には桜の調子も崩れるため桜に付き添う必要があり、表には出られないこともある。虫が大の苦手。決断力がある点は長所だが、主人格の許可なしに家具を購入した経緯があり、それ以来高額の買い物は禁止されている。

現在把握している交代人格は、以上六名です。主人格の状態により、人数は増減します。ストレス過多の状況に置かれると、新たな人格が増える傾向にあり、そのまま新しい人格がとどまることもあれば、すぐに消えてしまうこともあります。桜以外は全員車の運転ができるので、必要に迫られれば買い物もするし、日常生活を回すぶんには特に支障はありません。主人格の鬱《うつ》状態が重いときは、優、海、涼で生活を回すことが多いです。ただし、ライター／エッセイストの仕事は主人格（碧月はる）しか担えないため、交代人格がカバーできるのは日常生活の雑務のみとなります。人格交代直後は頭痛が酷《ひど》いため、少し時間をおいてから会話をはじめるよう心がけています。

もくじ

「はるさんはゴレンジャー」

「大丈夫ですか？　わかりますか？」

大きな声で言いながら肩に触れたその人は、水色の制服と白色のヘルメットを身に着けていた。そこではじめて、自分が救急車に乗っていることに気付いた。身体はどこも痛まず、頭だけが鉛のように重い。気を抜くと遠のきそうになる意識を、流れに任せて手放してしまいたい。そんな衝動に駆られたが、どうにか踏みとどまった。

「息子のお迎えに行かなければいけないんです」

ようやく言葉を絞り出し、それだけをうわ言のように繰り返した。

家で掃除をしていたはずだった。途切れた記憶の足跡を、いつも追えるわけではない。目覚めたら知らない場所にいる。それ自体は珍しくないが、救急車の中ははじめての経験だった。外側からはよく見える赤橙《せきとう》の光が、内側に乗っているとまったく見えない。救急車の車内は、外見と比べると随分と地味だ。あちら側と、こちら側。どちら側にいるかで、景色は変わる。

離婚前の数ヶ月間、元夫と別居していた。別居をはじめて少し経った頃、突如メンタルの状態が悪化し、記憶が欠如する症状が顕著になった。そのことを知った友人が私の身を案じ、隣町にある精神科の初診予約を取ってくれた。数年ぶりに叩いた精神科の扉は、相変わらず重かった。記憶が飛ぶことを、友人がすでに病院側に伝えてある。隠しようがない。向き合わねばならない。病院に行く前から、本当はわかっていた。自分の病名が、「解離性同一性障害」＊であることを。

昔から、たびたび記憶が欠けることがあった。だが、その症状は幼少期にはすでにはじまっていたので、みんなそういうものだと思っていた。どうやらそうではないらしいと途中で気付いたが、その頃には安定剤や眠剤を服用していたため、薬の副作用だと思うようにした。私はいつもどこかで、自分の本当の病名を知ることに怯えていた。

「気が付いたら救急車の中にいました。お店の駐車場で倒れたみたいです」

「怪我はしなかったんですか？　その後の体調はどうですか？」

「友人から聞いた話によると、眩暈《めまい》を起こして倒れたようです。当日は吐き気と眩暈が酷かったけど、今は大丈夫です」

「それならよかった。大変でしたね」

病室で主治医と対面し、数週間の出来事の中からいくつかのエピソードを抜粋して話す。いつ時間が欠けて、何時間ぶん記憶が飛んで、その間《かん》に何をしていて……それらすべてを伝える手段を、私は持っていない。診察時間は限られている。そして、記憶が飛んでいるあいだの行動を私自身は知りようがない。救急車に乗った日は、倒れる少し前から、たまたま友人と電話がつながっていた。それで詳細を知り得たわけだが、そういう場合でもない限り、当時の私は記憶の補完が難しい状況にあった。

数回の通院を経て、主治医から「解離性同一性障害」の診断を告げられた際、やはり、と思った。同時に、違っていてほしかったとも思った。私以外に複数の人格がいる。過去の病名で言えば「多重人格」であるこの病は、根治が難しい。よくて寛解、ストレスがかかれば統合したはずの人格が再度表に出ることもある。世間は、病名を聞いただけで勝手なイメージを膨らませる。そのイメージが決して〝いいもの〟ではないことを、私はよく知っていた。

病名を知りショックを受ける私に、主治医は柔らかい口調で「解離性障害は特に珍しい病気ではない」と言った。だが、このときは正直「そんなことを言われても」と思った。「珍しい病気ではない」としても、「よくある病気」でもないだろう。圧倒的なマイノリティには違いないのに、動揺せずにいるなんて不可能だ。どうして、私なんだろう。これまでの人生において、そう思った経験は数えきれない。この日も、バカみたいに同じことを思った。

幼少期、両親から虐待を受けていた。虐待被害の種類は、身体的虐待、精神的虐待、性的虐待のすべてに及ぶ。母は、幼い私に本音をぶつけることを躊躇《ためら》わない人だった。父は、自身の鬱屈した欲求を抑える術《すべ》を知らない人だった。もっとも愛されたい母から「本当は要らなかった」と疎《うと》まれる日々は、私の心を壊した。もっとも守られたい父から強いられる望まぬ性行為は、私の尊厳を砕いた。毎日、思っていた。どうして、私なんだろう。

「なんで今さら……。虐待されていたのは、二十年以上も前なのに」

「今こうなっているわけではなく、ずっと昔からあなたの中に居たんですよ。交代人格が目立つ行動をしないタイプの人たちだと、ご本人は死ぬまで気付かないケースもあります。

その反対に、年若くして気付くケースもある。あなたの場合は、それが今だっただけです」

ずっと私の中で生きていた〝わたし〟。別人でありながら、私と地続きの〝わたし〟。

「その人たちはあなた自身です」と主治医は言った。交代人格たちは、ひとりの友人の前に、ある日唐突に現れた。その後、彼らは頻繁に現れては、さまざまな話をするようになったらしい。診断を下された当時、私の中にいる人格は全部で五人だった。吸った覚えのない煙草の吸い殻は、男性人格の「海」が吸ったものだとのちに聞いた。

元夫から不定期で浴びせられる暴言に耐えかねて踏み切った別居生活だった。ようやく解放される。ようやく人としての尊厳が保たれる。そう思っていた矢先に頻発した解離症状。何故、このタイミングで別人格が表に出るようになったのか。その疑問を主治医にぶつけると、このような答えが返ってきた。

「その人たちは、あなたを守るために生まれたのです。自分たちが表に出ることで、あなたを休ませようとしているんですよ」

解離の症状が顕著になる前、忘れていた過去の記憶が一斉に脳内にあふれた。心身共に休める環境を手に入れた安堵感が記憶の蓋を緩ませ、強制的な休息を必要とする状態になった結果、交代人格たちが動き出したということだろう。思えば、過去に実家から逃げ出したときもそうだった。ようやく両親の虐待から解放される。そう思った矢先、重い後遺症に苦しめられた。渦中にいるあいだは、過度の緊張状態にあるため、どうにかバランスを保ちながら日常生活を送ることができる。だが、緊張の糸が切れた瞬間、抑え込んでいた感情があふれだす。迷子になった子どもが、親の顔を見た途端に安心してワッと泣き出す瞬間によく似ている。私の場合はその逆で、親や配偶者と離れることで安心して感情の堰《せき》が決壊したわけだが。

凄惨な記憶を一挙に取り戻したことで、私本人の意識は数日間飛んだ。その間、交代人格たちが家事や育児を担ってくれていた。彼らは、私の生活を大きく侵害する動きはせず、日々のルーティンを淡々とこなす。暴言を吐くでもなく、暴れるでもない。波風を立てぬよう、外出も必要最小限にとどめてひっそりと暮らす。そうすることで、私の日常を守ろうとしてくれている。私が知る「解離性同一性障害」の症例は、もっと劇的なものばかりだった。そのため、ほかの病名の可能性もあるのではないかと主治医に聞いてみたが、きっぱりと否定された。

「劇的な症例のほうがどうしても目立ちやすいというだけで、あなたのようにひっそりと存在している人たちのほうがむしろ多いのです。どちらが嘘とか本当とかいう話ではなく、統計上の話です」

診断を受けたのは、三十九歳の夏だった。ずっと昔、自分の中から女の子の泣き声が聞こえていた時期があったことは覚えている。でも私は、それを自身がつくりあげた幻聴のようなものと判断していた。インナーチャイルドの声が聞こえた気がしただけ。そう解釈していた。五歳の女の子「桜」が、今も私の中にいる。風呂場で父に強いられた性行為は、肉体的な意味でも私の口を塞いだ。その衝撃に耐え切れず、生み出されたのが桜だ。

いつになったら、私は過去から解放されるのだろう。喉の奥が軋《きし》むほどの大声で叫んだところで、何が変わるわけでもない。

「不安は不安を呼びます。交代人格を否定したり、交代しないようにと変に力を入れてしまうと、余計に解離が起こりやすくなります。すぐには無理かもしれないけど、交代は必要だから起こっているのだと捉えられたらいいですね」

「はい」とも「いいえ」とも答えられずにいる私に、先生は穏やかな声でこう付け足した。

「中の人たちを、もっと信頼しましょう」

私は、その言葉をすぐには受けとめられず、曖昧に頷《うなず》いて診察室を後にした。先生の言うことはもっともで、何ひとつ間違っていない。私が病気を受けとめるのが第一歩であり、そこからようやく治療がはじまる。そう頭では理解していたが、心が追いつかなかった。診断を受けて最初の一ヶ月は、散々泣き、喚《わめ》き、落ち込んだ。事態を受け入れようと思えるようになったのは、金木犀が香る秋の頃だった。

ちょうどその頃、とある友人と話をした。その人は、私が過去に受けた虐待体験をすでに知っていた。拒絶されるのではと恐れながら、私は自身の病名を打ち明けた。すると友人は、一切の躊躇いを見せず、事も無げにこう言った。

「じゃあ、はるさんはゴレンジャーですね!」

友人のこの言葉は、私自身を含めた五人の人格全員を肯定してくれる力強い言葉だった。また、友人が軽い口調で応えてくれたことも嬉しかった。驚きもせず、否定もせず、なんてことないみたいに、主治医の言う通り「よくあること」のように。

平和を願うゴレンジャー。それなら、悪くない。

そう思えた瞬間、自分が抱える障害は「怖いもの」ではなく、「私が生き延びるために必要なもの」だったのだと腑に落ちた。虐待を受けていた過去は変えられない。それによって表れた症状は、究極の防衛本能とも言える。そうまでして生き延びたかった。救われたかった。そういう自分を否定するのは、もうやめにしたい。

病名は、私のアイデンティティではない。私は、過去の虐待体験を自身のアイデンティティにするつもりはさらさらない。私に大切なことを教えてくれたのは、物語の登場人物であり、唯一無二の幼馴染であり、過去の恋人であり、ネットの海で出会った文章であり、絵画であり、映画であり、信頼できる医師であり、かけがえのない息子たちである。それこそが、私のアイデンティティだ。その温《ぬく》もりこそが、私をかたちづくったものだ。

両親が私にもたらしたものは、痛みと憎しみだけだ。ほかのものを気まぐれに与えられた日もあったが、それらはすべて恨みにのみこまれた。だから、もういい。

前を向けない日もある。泣き叫んでシーツをぐちゃぐちゃにしながら嗚咽《おえつ》する夜もある。誰にも見られない場所で書いた小説の中で、両親に復讐を遂げたこともある。だからこそ思う。

私は、幸せになりたい。

苦しい体験がゼロの人なんて、きっといない。大なり小なり、みんな色々ある。それでも、どんな過去があったとしても、幸せになりたいと思っていい。

クリスマスローズが俯《うつむ》きがちに咲く頃、元夫から離れて別居生活をはじめた。紫陽花がしとやかに花開く頃、徐々に記憶の蓋が緩んだ。向日葵が顔を上げる頃、過去が一気にあふれた。秋桜が揺れる頃、過去から現在に至るまでの自身の足跡が見えてきた。金木犀が香る頃、ようやく私は〝わたし〟を受け入れる準備が整った。

どんなときでも季節は巡る。病名が明らかになった当時から数えて、もうすぐ四度目の秋がくる。心は日々変わる。季節と共に移ろいゆくそれを携え、空と海のそばで、可能な限りすこやかに、大地に根を下ろして生きていきたい。

あの日、病名を告げられ動揺する私に、主治医は言ってくれた。

「大事なのは病名じゃない。あなたが、どう生きているかです」

すべて受け入れようと決めた秋の空は、薄い灰色と水色が混ざり合った曇り空だった。漂ってくる金木犀の甘い香りを、体が覚えている。生きているのではない。さまざまな要因が重なり、知らぬ間に大勢の人に助けられ、私は今日この日まで生かされてきたのだ。

日々、絶望と幸福は同居する。自身の境遇に絶望し、この年にして判明した病名に絶望し、その一方で、当たり前のように病気や障害の事実を受け入れてくれる友人の存在に支えられ、季節ごとに香る花々の芳香や空の色に心は和む。私にとって〝生きる〟とは、ひたすらにその繰り返しだ。

今でも、交代人格たちは日々私を助けてくれている。私の中にいるみんなは、正義のヒーローではない。だが、私にとっては紛れもなく「ヒーロー」だ。ゴレンジャーである私が〝どう生きるか〟。それを決められるのは、私だけだ。だから、私は、私を幸せにする。

＊自分の病名：精神疾患の病名についてはさまざまな議論の蓄積があり、現在進行形で議論が進んでいる。例えば、二〇二三年六月に日本語版が刊行された日本精神神経学会監修『精神疾患の診断・統計マニュアル』改訂第五版（DSM-5-TR）では、病名のdisorderを、disabilityの訳語として使われる「障害」ではなく「症」と訳す方針がとられた。精神疾患の中には治療可能なものも多く、「症」のほうが実態に近い場合もあるためだ（もちろん、社会との接点において、あるいは構造上の問題として現に「障害」が生じている場合があるため、単に「障害」という語を避ければいいわけではない点に留意すべきであろう）。本書では、私が生きる中で実際に用いてきた病名を採用する。

眠るのが下手な母と、長男の憂鬱

「その薬は、お母さんを元気にしてくれる薬なの？」

おもむろにそう問うた長男の顔は、真剣そのものだった。子どもから純粋な疑問を真っすぐにぶつけられたとき、私はいつも言葉に詰まる。長男は私を心配して言ってくれただけで、困らせようとしているわけではない。しかし、即答できず逡巡《しゅんじゅん》する私を見て、彼は慌てて自身の発言を打ち消した。

「あ、やっぱりいいや。わかった」

本当は納得も理解もできていないことを、「わかった」ということで「この話はおしまい」と打ち消そうとする。長男のこの癖は、私の幼い頃とよく似ている。

離婚の数ヶ月前、夫との別居に踏み切った。当時、小学六年だった長男が転校を嫌がったため、私が単身で別居するかたちとなった。とはいえ、元夫は多忙な仕事で夜間も不在の日が多かったことから、私は育児を担うべく、本宅と別居先のアパートを行ったり来たりする日々が続いていた。

別居をはじめて少し経った頃、突如メンタルの状態が悪化し、記憶が欠如する症状が顕著になった。診断名は「解離性同一性障害」。その病名を受け入れられるようになるまでには、それなりの月日を要した。

精神科の初診を終えた私は、二種類の薬を処方された。一つは就寝前に飲む眠剤・ベルソムラ錠20mg。もう一つは不安時に飲む頓服薬・クエチアピン錠。主治医の判断で、薬は睡眠のリズムをつくるために最低限用いる程度にとどめられた。私に必要なのは、服薬よりもカウンセリングによるトラウマ治療であるらしい。必要以上に多量の安定剤を処方されずに済んだことに、私はひそかに安堵していた。過去に通っていた精神科では、終日意識が朦朧《もうろう》とするほどの薬を処方された挙句、生活そのものが破綻した苦い経験がある。

服薬開始日の夜、強めのフラッシュバックに襲われ、頓服を二錠服薬した。就寝時、さらに眠剤を適量飲み、あっという間に眠りに落ちた。夜間、一度だけ尿意で目覚めどうにか立ち上がったものの、真っすぐに歩くことができなかった。二十代の頃、同じような状況で倒れてしまい、頭をしたたかに打った挙句に失禁した記憶が頭をよぎる。同じ事態を避けたい一心で、ひんやりと冷たい床を這って進む。無事に用を足し、同じく這って寝室に戻る。そうしてまたすぐに、暗闇に引き込まれるように意識を失った。

昏倒《こんとう》に近い状態で眠った翌朝、私の脳内はいつまでも目覚めなかった。ただひたすらに、眠っていたかった。睡眠欲以外の欲求は何ひとつ湧いてこず、午前中いっぱい何も食べずに眠り続けた。久方ぶりに摂取した眠剤は、思った以上の効き目をもたらした。前述した通り、薬自体はそんなに強いものではない。だが、元来薬が効きやすい体質の上、当時の私はいろんなことに疲れきっていた。疲労の原因のすべてをここに羅列することはできない。大まかに説明するなら、私が本音をのみこんで誤魔化してきた結果、蓄積された疲労が手に負えないほど膨れ上がっていた有り様であった。自分の中に溜め込んできた違和感。離婚すべきか否かの迷い。人間関係の軋轢《あつれき》。尽きない悩みが、頭の中でぐるぐると回る。その背後で、聞き慣れた呪いの言葉がこだまする。「お前が悪いんだ」——その声を聞くまいと耳を塞ぐのに必死で、大切な人たちの声までも、いつの間にか遠ざけていた。

両親から受けた虐待被害に加えて、元夫によるＤＶは私の尊厳を著しく傷つけた。彼から受けていたのは、殴る、蹴るの暴力ではない。あくまでも〝言葉の暴力〟に限定されたDVは、一つの痣《あざ》さえ残らない。

「精神科に通っているお前の言うことなんて、誰も信じない」

こんな台詞を投げつけられて、へこたれている場合ではなかった。「そんなことはない」と毅然《きぜん》と言い返し、然るべき機関に相談するべきだった。だが、この頃の私には、その力がなかった。

私が元夫と別居をはじめたのは、コロナ禍《か》による一回目の緊急事態宣言が発令された二〇二〇年だった。この年の夏、休校が続いた一学期の遅れを取り戻すべく、長男の夏休みは短縮となった。幼稚園児だった次男のみが八月末日まで休みが継続されることに、長男は苛立《いらだ》ちを隠さなかった。小学校最後の運動会も、行なわれるはずだったスポーツ少年団の試合も、地域のお祭りも、何もかもが中止になった挙句夏休みを返上させられたのだ。苛立つのも無理はない。

学校がはじまった長男の朝は早い。部活があるときは、朝七時前に家を出る。朝食を六時過ぎに食べる生活リズムに、眠剤の服用をはじめたばかりの私の身体は適応できそうになかった。どうすべきか迷ったものの、私は長男にありのまま事実を話した。

「お母さんがあまり眠れなかったり、怖い夢を見て起きちゃうのは知ってるよね。それを楽にするための薬を飲みはじめたんだけど、薬が効きすぎちゃって朝起きるのがつらいときがあるの。だから、夜のうちに朝ご飯を準備しておくから、お母さんが起きれなかったら温めて食べてくれる？」

「わかった。朝ご飯くらい自分でできるからそれはいいけど。お母さん、ちょっと聞いていい？」

「うん、どうした？」

「その薬は、お母さんを元気にしてくれる薬なの？」

思わず、言葉に詰まった。正直に言えば、薬そのものが私を元気にしてくれるわけではない。乱れた睡眠リズムを半ば強制的に整えるための薬であり、フラッシュバックによる苦痛を和らげるための薬にすぎない。しかしそれを説明すると、私の過去にまで話が及んでしまう。自分の母親が祖父母に何をされていたかを知ることが、息子たちにとってプラスになるとは思えない。世の中には、〝知らないほうがいいこと〟もある。そんなあれこれを瞬時に考え込んだ私の表情を見て、長男は慌てたような口調で自身の言葉を打ち消した。

「あ、やっぱりいいや。わかった」

長男は、小さい頃から他者の感情を無意識に読み取ってしまうところがある。相手が悲しんでいたら一緒に涙を流すし、怒っていたら共に怒る。会話の途中で相手の眉が下がっているのを察知すると、いつも先ほどの台詞で自身の感情に蓋をする。そのたびに私は迷う。その蓋を外してやったほうがいいのか、そのままそっとしておくべきなのか。他者との関わりにおいては、そういう配慮はときに必要なものだ。何でもかんでも自分の思いを正面からぶつけていいわけではないし、相手が話したくないことを無理に聞き出すのも違う。「一歩引ける」というのは、彼の立派な長所でもある。しかし、母親としては心配になる部分もある。相手への配慮の裏側で、彼は自分の心を少なからず抑圧している。バランスの問題なのだろうが、長男は基本的に人の心を優先しすぎる。

少し迷って、このときは長男の心情を吐き出させるほうを選んだ。それが正解だったかどうか、私にはわからない。そもそも育児は、答え合わせをして高得点を出すためにやるものではない。その都度考えながら、悩みながら、今の自分に出せる最善の答えを信じて動くしかないのだ。数少ないヒントは、いつだって我が子の声や表情の中にある。

「心配なことや不安なことは、ちゃんと口に出していいんだよ。答えられることはちゃんと答えるから。ひとりで変に我慢しないでほしい」

途端に歪《ゆが》んだ長男の顔を、真っすぐ見ないように目をそらした。幼少期を過ぎた彼は、泣き顔を見られることを嫌がる。

「最近すごくうなされてるし、体調悪そうだし、心配なんだ」

「うん、そうだよね。ごめんね」

「お母さん、ひとりで寝てるときどうしてるの？　アパートでひとりのとき、うなされたら手をつないでくれる人がいないじゃん。そういうとき、その薬を飲んだらお母さんは怖くなくなるの？　俺、お母さんにひとりで泣いていてほしくないんだ」

昔から、私がうなされるたびに長男は私を揺すり起こしてくれた。「大丈夫だよ」と言いながら、そっと手のひらをにぎってくれた。私はいつもその温もりに安心して、再び眠りにつくことができた。

「大丈夫だよ。手をつないでくれる人はいないけど、お母さんは大丈夫。それに、そうだね。そういうとき、もらった薬を飲んだらいつもより安心して眠れるよ。だから、大丈夫。安心してね」

私の言葉を受けて、ようやく安堵の表情を見せた長男が、二度目の「わかった」を口にした。一度目のそれとは、明らかに違う。彼が抱える不安のすべてを口にできたかはわからないが、ほんの少しでも胸のつかえが取れたのならそれでいい。

こういうことがあるたびに、まだ幼い息子に負担をかけている自分を不甲斐なく思う。本当は、健康な心身で我が子に心配をかけることなく育児がしたかった。しかし、そのことに後ろめたさを感じるよりも、素直に感謝したほうがお互いに気持ちを切り替えられる。

「ありがとうね」

そう言った私に、長男はぶっきらぼうに答えた。

「別に。それより早く寝なよ。疲れてんだよ、きっと。薬ちゃんと飲んで、早く寝な。いっぱい寝たらいいよ」

どっちが親かわかったもんじゃない。今度はこちらの目頭が熱くなってしまい、私は慌てて「うん、そうする」と頷いて腹に力を入れた。下がっていた長男の眉は直線に戻っていて、口角は上がっていた。絵本の読み聞かせタイムを待ちくたびれた次男が、「おかあさん、まだー?」と私を呼ぶ。「はーい」と返事をして寝室に向かう私の背中に、長男の優しい「おやすみ」が響いた。

虫を素手で触る母は、時々、大の虫嫌いになる

私の故郷は東北の片田舎で、祖父母の家は特に奥まった山間部の古民家であった。そのため、幼少期から虫と共存する環境で育ち、毒虫以外は素手で触るのに抵抗を感じない。カマキリは首をつまめばカマを避けられる。コオロギはお腹の側面を優しく持てば足を傷つけずにすむ。そういう知識が、保育園時代にはすでに体感を伴って身についていたように思う。大人になってからも、虫を触ることに苦手意識はない。だが、それはあくまでも「私は」の場合である。

交代人格のひとりに、「優」という女性がいる。優は交代人格を統率する役割を担っており、基本的に冷静沈着である。私が苦手とする行政関係の雑務さえ、彼女は難なくこなす。しかし、彼女にも苦手なものがある。それが、虫だ。

ある日の夜、優は息子が所属するスポーツ少年団の会計事務作業を進めてくれていた。この日、私は終日調子が悪く、生活全般を彼女が回していた。しかし、そんな優の前にある生き物が現れた。茶色の羽根と、ぬらっと光る胴体。多くの人が忌《い》み嫌うゴキブリである。彼女も例外なく悲鳴を上げ、息子たちを大声で呼んだ。

「ゴキブリ！　どうにかして！　早く！」

日頃、ゴキブリが出た場合、私はスリッパなどの身近なもので手早く仕留める。厄介な場所にいるときは、躊躇いなくスプレーを噴射する。スプレーをまいた瞬間にバサバサと飛んで向かってくる勇敢な個体は、素手で叩き落とす。私のその動きは、虫を苦手とする同性にとってひどく眩《まぶ》しく映るらしい。元夫の転勤を機にバイト先を離れた際、「これからゴキブリが出たら、私たちは誰を頼ればいいんですか！」と泣きつかれたこともある。職場にとって私の存在意義が、ゴキブリ退治以外にもあったことを信じたい。

何はともあれ、普段の私がそのようであるからして、当然子どもたちは面食らった。

「お母さん、どうしたの？　いつも自分で退治するじゃん」

きょとんとした顔で問いかける息子たち。その顔を私は見ていないが、容易に想像がつく。優の虫嫌いは筋金入りだ。小さな蜘蛛やダンゴムシさえ無理だというのだから、ゴキブリなんて恐怖の大王くらいの恐ろしさであろう。

「お母さん、虫嫌いになったの！　とにかく嫌いになったの！　早く！　逃げちゃう!!」

必死に叫ぶ優。その姿は私と同一なのに、昨日まで素手でバッタやカマキリを掴んでいた母とは大きく矛盾する。何がなんだかわからないまま、息子たちは協力して恐怖の大王討伐に乗り出した。長男がスプレーをまき、弱ったところを次男が仕留める。

「やっつけたよー!!」

大喜びで母に戦利品を見せようとする次男を、優は一喝した。

「見せないで！　ゴミ箱！　ゴミ箱!!」

いつもなら、仕留めた害虫を見せればお母さんは褒めてくれるのに。「凄いね、強いね。でもやっぱり可哀想だから、ごめんなさいしてさよならしようね」と言ってくれるのに。どうして今日は違うんだろう。きっと次男は、そう思ったことだろう。優は悪くない。次男も、当然ながら長男も悪くない。誰も悪くないのに、すれ違う。そういうことが、時々起こる。子どもといるときは、解離する確率が低い。でも、ゼロじゃない。

翌朝、私は〝わたし〟として目覚めた。記憶が飛んでいることに気付き、スマホのメモに目を通す。

・スポ少の会計事務、終了
・眠剤2錠服薬
・ゴキブリ発生。子どもたちに退治してもらう

優はいつも、こうして簡潔かつ明瞭なメモを残してくれる。そのメモに従い、欠けたぶんの記憶の穴埋めを行なう。ただ、その穴埋め作業はパズルみたいにすべてのピースがはまるわけではなく、どこかしらが欠けている。メモに残せるのは、情報のごく一部だ。その瞬間の表情、流れる空気、発言の詳細。体験していない記憶を己のこととして引き寄せるのは、容易ではない。

「おかあさん、虫嫌いになったの？」

次男が、不安そうな声で私に尋ねた。彼は虫捕りが大好きで、夏のあいだは日がな一日、野山で虫を追いかけている。当時の次男はまだ幼稚園生で、私の付き添いなしに外出でき

る年ではなかった。私が虫嫌いになってしまったら、次男は虫捕りに行けない。行けたとしても、捕まえた虫を誇らしげに見せられない。彼はその可能性を考え、不安になったのだろう。

「昨日はごめんね。お母さん、時々虫が苦手になっちゃうことがあるんだ。でも、苦手になるのは時々だから大丈夫。お天気だし、虫捕り行こうか」

その言葉に、次男は喜び勇んで頷いた。飛び跳ねるように、日除けの帽子を取りに自室へと駆けていく。小さな背中を眺めながら、私はこの先のことを考えていた。解離の回数が増えれば、それだけ子どもたちに与える混乱も増える。すべてを打ち明けたほうが、彼らの負担はむしろ減るのかもしれない。「わからない」から、人は恐れる。なぜ、いつもは好きなものが嫌いになるのか。なぜ、昨日までとは違うことを言い出すのか。その理由が「別人になっているから」だとわかれば、理由がわからぬままでいるよりよほど合点がいくだろう。そこまで考えてから、自嘲気味の笑いがこぼれた。長男はともかく、次男はまだ「内緒だよ」が通用する年ではない。「内緒だよ」と言ったことを、「内緒の話なんだけどね」と言いながら話してしまう幼い子どもだ。私の病名が近隣住民に知られたら、子どもの同級生保護者に知られたら、おそらく子どもたちは、今と同じ生活は送れない。

解離性同一性障害。この病名に対する世間の印象は、決して優しくない。子どもたちに真実を告げることは、世間に蔓延《まんえん》する差別や偏見の視線に彼らまでをも引きずり込む可能性がある。「わからない」不安を払拭することはできても、それ以上に大きなものを失う。「差別される前から差別を恐れるなんて、被害者意識が強すぎる」――そんな声が聞こえてきそうだが、「差別された経験があまりに多いがゆえに、警戒せざるを得ない」というのが実状だ。虐待の後遺症が心身に与える影響は、そのまま生活に直結する。日々の何気ない一コマに影を落とす過去のしがらみは、いつもねっとりと重い。

ピーター・A・ラヴィーン氏による『トラウマと記憶』（花丘ちぐさ＝訳／春秋社）に、こんな一節がある。

辛い記憶は思いもかけない形で私たちの人生を形作っていく。次から次へと出てくるヒドラの頭を切り落とそうとする無駄な戦いのように、どれだけ消し去り否定し、あるいは神聖視しようとも、こういった記憶はわれわれを苦しめ、呪い、型に嵌《は》めようとよみがえってくる。

私たちは、みな今を生きている。だが、その〝今〟は過去と地続きで、思いもかけないかたちで現在に侵食してくるのだ。「過去を言い訳にするな」という論調を、SNS上でたびたび見かける。その主張のすべてが間違っているとは言わないが、その一言だけで片付けられるほど人生は単純じゃない。少なくとも両親からの虐待がなければ、私が交代人格を生み出すことはなかった。我が子が、解離する母親の挙動に振り回されることもなかった。過去から連綿と続く記憶の痛みが、今この瞬間の私の可動域を縛る。

「おかあさん、見て！　トノサマバッタ！」

満面の笑みで、次男が私を呼ぶ。右手に摑まれたトノサマバッタは、空を恋しがって暴れている。「大きいの捕まえたねぇ」と駆け寄る私の頭上を、夏の太陽が照らす。こういう感覚は、伝聞だけでは決して得られない。交代人格への感謝と、記憶の欠如による焦燥。その両方を抱え、私は今日も外側だけは〝ひとり〟であるふりをする。

「もう子どもだもん！」

元夫との別居生活をはじめて数ヶ月が過ぎた頃、季節は初夏を迎えた。ビオラが開花期を終え、庭のアナベルが花開き、ミニトマトが少しずつ結実をはじめる。ラベンダーの周りを蜜蜂が飛び交い、その足元にはバコパとタイムが元気に茂っている。庭仕事をしていて一番楽しいのは、初夏かもしれない。とはいえ、昼間の気温はぐんぐんと上がり、少し体を動かしただけで汗をかく。ひっきりなしに生えてくる雑草を無心で抜いている最中、背後から次男の呼び声が聞こえた。

「おかあさん、プールやろうよ」

言われて、しばし思案した。たしかに暑くなってきたが、六月はさすがに水浴びには早すぎる。お日さまの力は強くとも、風はまだ冷たい。夏と初夏には、大きな隔たりがある。

「もう少し暑くなってからにしない？」

「もうあついよ！」

「まだちょっと風が冷たいよ」

「だいじょうぶだよ。だってぼく、もう「子ども」だもん!!」

思いがけない台詞を耳にして、思わず笑みがこぼれた。

「「子ども」の前は何だったの？」

「おかあさん、そんなこともしらないの？　あかちゃんだよ。でももうぼくは「子ども」だから、だいじょうぶなんだよ！　つよいんだよ！」

そうか。君はいつの間にか赤ちゃんじゃなくて、子どもになっていたんだね。


子どもの成長は早い。そのことは長男の子育てを通して十二分にわかっていたはずなのに、忙しさにかまけるうちについ忘れてしまう。私の中で、この時期の次男はまだまだ赤ちゃんの認識であった。幼稚園に通ってはいるものの、登園を渋り毎朝グズグズになる。その理由を、彼は躊躇いもなくこう言い切った。

「だって！　おかあさんといっしょにいたいから！」

彼がくれるストレートな愛情表現は、幼子特有のものだと思っていた。だが、今や小学校中学年になった次男は、未だに三十分に一度は「おかあさん、ぎゅーしよう」と言って両の腕を目一杯ひらく。赤ちゃんと子どもの境目は曖昧で、行ったり来たりしながら大きくなっていくのだろう。彼の求めに応じて頬を寄せ合いながら抱きしめるとき、不思議とこちらの心も満たされる。時折、次男は私に抱っこされているのではなく、私を抱っこしてくれているのかもしれない、などと思う。

無論、子育ては楽しいことばかりではない。息子の同級生を幾度となく預かった経験もあるが、かわいいだけの子どもなんて見たことがない。子どものエネルギーは凄《すさ》まじいものがある。「楽しい」も「悲しい」も「嫌だ」も「嬉しい」も、全力で伝えてくる。基本的に大人に対しての忖度《そんたく》はなく、彼らはその瞬間の素直な気持ちを何よりも優先する。例えば原稿を書いている最中だとしても、「外にいこう」と言い出したらもう止まらない。「ちょっと待ってね」が通用する子もいるのだろうが、我が家のふたりには通じない。「待って」と言い終わるか否かのうちに「イヤッ!!」という元気な返事が返ってくる。待ってくれ、イヤなのはこっちだ。時々本気でそう思う。決して息子そのものが「イヤ」なんじゃない。やりたいことをブツブツと中断されるのがイヤなのだ。

それでも、こうして気が付かないうちに着々と大きくなっていく。お喋りも上手になったし、ご飯もひとりで食べられるようになった。お風呂に入れば自分で髪の毛を洗うし、布団に入って絵本を読み聞かせようとすれば「読んであげる！」と逆に寝かしつけられる。抱っこして、おんぶして、夜泣きのたびにオロオロして、おむつを替えて、ごりごり食材をすり潰しながら離乳食をつくって、飲み込んだら危ない細かなものを片っ端から片付けていたのに、今ではアイロンビーズで自分の思うままにさまざまなものをつくりあげるまでになった。

もう子どもだもん。

次男の言葉を、数年越しに改めて反芻《はんすう》する。赤ちゃんが子どもになって、少年になって、青年になる。成人して、いつしか私の背丈も追い越して、男性になっていく。もちろん、彼の性自認が今後変わる可能性は否定できない。もっといえば、次男が今現在、自身のジェンダー・アイデンティティをどう捉えているかは、母親といえど把握しきれない。外側からだけでは、わからないこともある。これはあくまでも、生まれ持った性別に即して親の勝手な予想を並べているに過ぎない。

今後、新たに子どもを授かる未来は私にはこない。自分の年齢や経済状況を鑑《かんが》みて、現在のパートナーとは子どもをつくらないことを双方合意の上で決めている。よって、次男が私にとっての最後の子どもになる。ふわふわと頼りなかった紅葉のような手足に触れることも、赤ちゃん特有の日溜まりみたいな匂いを嗅ぐことも、もうない。切なくて、少しくすぐったい。そんな感慨のようなものを近頃よく感じるようになった。長男も次男も、少しずつ私から旅立つ準備をはじめている。

ちなみに、数年前の初夏に次男が願い出た水遊びは、彼の最後の一押しに私が根負けするかたちで庭用プールを出すに至った。

「おかあさん、ほら！　おひさまがいっぱいだからだいじょうぶだよ。ちびはもう子どもでつよいから、プールだしてよ！　おねがいございます!!」

最後に付け加えるおかしな敬語は、次男特有のものだ。彼はもう、ごくたまにしか「おねがいございます」を言わない。きらきら光る水を跳ね散らかしながら、盛大な笑い声を上げる。それを見て、私と一緒に長男も笑う。ふたりのこの日の表情を、今でも覚えている。季節が巡るたびに、すくすくと命が伸びる音がする。その音が、私の中の縮こまった部分までをも、日々伸ばしてくれている。

精神疾患と親権

元夫との離婚を決意したのは、別居をはじめておよそ十ヶ月が過ぎた頃だった。

当時、元夫との関係のみならず、近隣住民からの陰湿ないじめにも悩まされていた。いじめの対象は長男と私で、長男がやってもいないことをグループＬＩＮＥに流され、ありもしない嘘を近隣中に広められた結果、長男は一時不登校になった。私自身も人格を著しく損なう噂を広められ、あまりに度が過ぎた行為を懸念した元夫の助言で、警察に相談に行くほどの有り様であった。そのため、離婚と同時に遠方への引っ越しを検討していた。転校に長男が抵抗を示すだろうことは容易に想像がついたが、私の心身はとうに限界を超えていた。元夫が暮らす住宅街に近づくだけで、嘔気《はきけ》が込み上げ呼吸が乱れる。パニック発作にも似た症状に悩まされ、道中で何度もコンビニに寄っては嘔吐《おうと》した。別居先と本宅との距離は、およそ四十分から五十分。たったそれだけの距離が、ひどく遠く思えた。

ある日、激しい胃痛に襲われ、コンビニの駐車場で意識を失い救急車で運ばれた。似たようなことが二度続き、「もう無理だ」と思った。もうがんばれない。誰か助けてほしい。その一心で私は、故郷に住む兄夫婦に助けを求めた。兄夫婦は日頃から私の病気にも理解を示してくれており、両親の問題にも少なからず気付いていた。また、兄の配偶者は心理職を生業《なりわい》としていた。専門知識に裏付けされた受け答えに信頼を得て、親には相談できないことも彼女にになら相談できた。父親からの性虐待は打ち明けられなかったが、身体への虐待、心理的虐待の一部は開示していた。状況を察した二人は、「すぐに帰ってこい」と言った。実家への同居は精神的負荷が大きいため、兄夫婦が通える距離にアパートを借りる算段で話はまとまった。

離婚して引っ越しをしたいこと、兄夫婦の助けを借りて今後の生活を立て直そうと思っている旨を、まずは長男に伝えた。次男は当時まだ幼稚園生だったため、彼に話すのは先延ばしにした。長男は友達との別れを惜しみ涙を流したものの、私の不調を誰よりも近くで見ていたため、最終的には首を縦に振ってくれた。

長男の出産からおよそ十三年間、次男も含めて、ほぼワンオペで育児を担ってきた。元夫の仕事は激務で宿直勤務もあり、到底頼れる状況ではなかった。インフルエンザで四十度の熱があろうとも、子どもをおんぶして病院に連れて行く。ぎっくり腰になろうとも、冷や汗を流しながら子どもを抱っこする。一時間おきに夜泣きをする長男をあやし、どこまでも駆けていく次男を追いかける。それが私の日常で、障害を抱えていようとも、どれほど大変な状況であろうとも、育児を放棄したことは一度たりともなかった。よって、当然ながら親権は私が得られるものと思っていた。

すべてがひっくり返ったのは、兄と母が連れ立って私の通院に付き添った日のことだった。

「病気のこと、対処法や患者に言っちゃいけないことを、ちゃんと知っておきたい。だから、地元に帰ってくる前の通院に付き添わせてほしいんだ。主治医の先生に色々聞いておきたいから」

兄のこの言葉を、私は信じた。会う予定の前日に「お母さんも一緒に行く」と言われたときは、なぜそれを勝手に決めるのかと心が波立ったが、よかれと思ってのことだろうと言葉をのみこんだ。しかし、これらはすべて、両親と兄夫婦による策略だった。診察室に入った途端、兄と母は早口で主治医に捲《まく》し立てた。

「娘はおかしくなっているんです！　娘を入院させてください！」

「お前の行動は育児放棄にあたる。今のお前に子育ては無理だし、子どもを連れて帰ってきてもひとりで育てられるわけがない。帰ってきちゃだめだ。ここに留まるべきだ。子どもが友達と離れたくないのに親の都合で引っ越すなんて……お前は子どもを私物化している」

配偶者のＤＶや近隣住民からの嫌がらせにより母親が心身のバランスを崩し、離婚を機に頼れる身内の住む地域に引っ越しをする。それが「子どもを私物化している」ことになるなんて、思いもよらなかった。子育てには全面的に協力する。安心して帰っておいで。アパートの下見も俺たちに任せろ――全部、全部、嘘だった。彼らは私の元夫と連絡を取り合い、元夫から聞かされた一方的な話を信じた。娘や妹ではなく、血のつながらない元夫を、母と兄は信じたのだ。彼らは、病院を訪れる前日、家具のサイズを測り、ダンボールや梱包材まで準備してくれた。その姿は、妹と甥《おい》っ子たちの帰郷を待ち望んでいる兄のそれに見えた。だが、それらは、別居先を引き払うために用意したものであったことをのちに知った。彼らは、退院後の私を元夫の住む家に引き戻す算段で動いていたのである。

長男が友達と離れがたい気持ちでいることは、当然ながら理解していた。それでも、ストレスフルな環境の中で母親の精神が蝕《むしば》まれるよりは、私がすこやかに生きられる環境に身を置いたほうが子どもたちのためになると判断した。しかし、私のその判断は、「冷静ではない」と結論づけられた。結論づけたのは兄と母のみで、主治医はむしろ彼らのやり口を厳しく批判した。

「嘘をついて騙し打ちのような方法で入院させる。そのやり方では、ご本人が納得いかないのも当然だと思います」

毅然とそう言い切った主治医は、続けてこう告げた。

「娘さんが抱えている病気は、入院したから治る類のものではありません」

しかし、私はそのまま入院となった。のちの診察で、主治医は「あの人たちと一緒に帰すわけにはいかないと思った。よからぬことが起きる可能性を考慮して、あの場では入院させるしか術がなかった」と申し訳なさそうに話した。主治医の言う〝よからぬこと〟とは、暗に私が彼らに抱く殺意を意味していた。主治医の判断は、正しかった。あの日、兄と母と共に帰宅していたら、私は一線を越えていたかもしれない。

私には、帰る場所なんてない。そんなもの、はじめからなかった。

そのことを理解すると同時に、とめどなく涙があふれた。どこまでいっても、何歳になっても、私は〝要らない子ども〟だった。母だけならまだしも、信頼していた兄にまで裏切られたことは、私の心を容赦なく打ち砕いた。閉鎖病棟の窓は一センチほどしか開かず、ひどく酸素が薄い。とはいえ、全開にできる仕様ではないことが私の命を救ったのも事実である。閉鎖病棟は、刃物の持ち込みはご法度で、ムダ毛処理用のカミソリさえも許可されない。首吊りに使用される恐れのある充電器などのコード類も、すべてナースステーション預かりとなる。病棟内の厳しいルールは不便を感じることも多いが、おかげで私は今もこうして生きている。

来院時は入院を予定していなかったため、初日は何もない部屋で、ただただ体を丸めて過ごした。ティッシュもなく、水を飲みたければその都度ナースコールを押すしかない。ベッドしかない四畳あまりの空間で、ひたすら目の前の白い壁を眺める。そんな中で、脳裏に浮かぶのは子どもたちの顔ばかりだった。会いたい。この手で抱きしめたい。そう願っても、次に会えるのがいつかさえわからない。彼らとの未来が失われるのなら、命なんて要らない。そう思った。

離婚直前に閉鎖病棟に入院となったことで、私の心はぽっきりと折れてしまった。元夫に隠していた病名も、兄夫婦が勝手に漏らした。「解離性同一性障害」を患《わずら》い、記憶の欠如がある。それだけを聞いた人々は、おそらく私を「母親不適合者」として扱うだろう。交代人格がどれほど親身に子どもを守ってくれようとも、私の不調をカバーしてくれようとも、そんな事実には見向きもせず、病名だけで「子育ては無理だ」と決め付ける。兄も母も、病室で何度も力説していた。

「多重人格なのに子育てなんてできるわけがない!」

私が解離を発症したのは、推定五歳の頃である。自覚したのが遅かっただけで、私は人生の大半を交代人格に支えられながら生きてきた。彼らと共に長男や次男と向き合ってきたからこそ、息子たちをここまで育ててあげられたのだ。それなのに、長きにわたる悪戦苦闘の日々を、何も知らない血縁者に偏見と憶測で一刀両断された。私がしてきたことは、〝子育て〟ではなかったのか。元夫は、仕事の拘束時間が長い人であった。両家共に遠方で、実家の援助を一切得られない中で息子たちを育ててきたのは、間違いなく私であるはずだった。それなのに、病名ひとつで私の十三年間は全否定された。

もともと「入院の必要がない」のに「親族と物理的距離を取るため」に入院となった私は、二週間も経たぬうちに退院した。退院の迎えに来たのは、元夫だった。母と兄は、とうに故郷に帰っていた。まだ離婚前だったにもかかわらず本宅の鍵を取り上げられ、子どもに会うことさえ許されなかった。私が入院したのは十二月だったため、クリスマスも年越しもひとりきりで過ごした。年末年始は自殺者が増える。その統計の意味を、身をもって理解した。クリスマスイブの夜、いつもツリーの下にプレゼントを並べるのが私の仕事だった。起きてきた子どもたちの喜びの表情をビデオカメラにおさめるのも、クリスマスケーキをつくるのも、彼らの大好物をテーブルいっぱいに並べるのも、ずっとずっと、私が息子たちと育んできた幸福な歴史だった。でも、呆気《あっけ》なく奪われた。

退院から数週間後、元夫と話し合いをした。彼の物言いは、実にストレートだった。

「精神疾患のある不安定な人間に子どもは任せられない。親権を放棄してほしい」

婚姻期間も、私はたびたび精神科に通っていた。大幅に調子を崩したことも、一度や二度ではない。それでも元夫は、私の不調を理由に仕事を休んだことはなかった。

「任せていたじゃない」

絞り出すように訴えた。

「任せていたじゃない……！　十三年間、ずっと私に任せて仕事に行ってたじゃない。それを今になって、離婚するときになって、そんな風に責任能力を否定するのは狡《ずる》いよ」

元夫は、顔色ひとつ変えずにこう告げた。

「納得いかないいなら親権争いするしかないね。まあ、そっちに弁護士費用があればの話だけど」

そんなお金、あるわけがなかった。ましてや、当時の私は障害年金の申請手続きの真っ最中だった。通帳残高にあるのは、当面の生活費のみ。帰郷後、兄が仕事の紹介をしてくれる手筈《てはず》になっていた。すべてが嘘だった以上、当然ながら仕事のあてなどない。そもそも、私にはもう「兄夫婦を頼って帰郷する」という選択肢がなかった。

過去、数回にわたり離婚を前提として夫婦で話し合うたびに、元夫は何度も頭を下げ、自分の非を詫びた。

「次に同じことをしたら、今度こそ離婚していい。親権も家も、全部そっちに譲るから」

そう言って謝り倒した約束について問うと、「口約束なんか守る必要がない」との返答を投げつけられた。ああ、こういう人だから別居したんだった、と痺《しび》れた頭の片隅で思った。

同時に、公正証書などの公的書面を取り交わしておかなかった己の甘さを呪った。

結局、私は元夫に促されるまま、親権を放棄した。元夫のDV（言葉の暴力）は私だけに向けられるものだったため、子どもたちが傷つけられることはないと思えたのも大きい。離婚後は元夫の両親が同居するかたちで、祖父母が中心となり子育てを担うことが決まった。息子たち、特に次男は私との生活を強く望んだ。毎晩私とくっついて眠る日々を送ってきたのだから、それは当然の主張であった。だが、次男の望みは叶わなかった。離婚から半年後、障害年金の遡及請求が通ったため、弁護士に依頼して親権争いをした。「あの家は嫌だ」という長男の強い希望もあってのことだった。それでも、親権を取り戻すことは叶わなかった。

あのとき、ああしていれば、こうしていれば。後悔は未だ尽きない。私は、頼るべき相手を間違えた。両親と兄夫婦は、別の生き物だと思っていた。実際、違う点も多々あろうが、彼らは結局芯の部分が同じだった。私の言葉を信じず、私の痛みは軽視する。そうやって、私以外の家族関係や彼らの生活のバランスを保っていた遠い昔、私以外の家族はそれなりに幸せそうだった。彼らがリビングで笑い合う声が聞こえる中、ひとり黙々と勉強机に向かう。そんな私のもとに、時々母が監視にくる。右手に握られた竹定規は、今でもあの家にあるだろうか。

離婚から三年、子どもたちは今でもすこやかに育っている。幸いにも月に数回の面会を許されており、会うたびに成長を見せてくれる彼らは、私の元気の源だ。一時は、息子たちと離れるくらいなら死んでしまおうとも考えた。しかし、私がそのような行動を選べば、誰よりも悲しむのは息子たちだと思い直した。特に長男は、「自分が友達と離れたくないと言ったせいで」と己を責める可能性が大いにあった。離婚だけでも相当な負担をかけているのに、これ以上彼らの心を傷つけるわけにはいかない。

今では息子たちは、私の現在のパートナーともすっかり打ち解け、軽口を叩き合う仲である。長男、次男共に、パートナーの存在をあっさり受け入れてくれたのは、おそらく私がかつてないほど笑っているからだろう。

親権を奪われたとき、未来までも根こそぎ奪われたような心地がした。希望も光もなにもかも、一切の明るい存在が自分の前から消え失せたようだった。でも、今は光を信じられる。守りたいものがある限り、私は現世にしがみつくことを諦めずにいようと思う。いつの日か、〝自分のため〟だけに生にしがみつけるようになったなら、なおのこといい。

つながる海

元夫との離婚が成立したのち、私は子どもたちが住む土地を離れることを決めた。彼らのそばにいたい気持ちは山々だったが、己の心身を守るための苦渋の決断であった。

実母と兄は、私が精神疾患を患っていること、閉鎖病棟に入院になったことを、子どもたちの学校関係者や近隣住民に触れ回った。また、子育てのために越してきた義母は、私の身を案じて訪ねてきた友人に、私のことを「キチガイ」で「母親失格だ」と捲《まく》し立てた。唯一、病名だけは明かさなかったらしいが、それは私ではなく自分たちの世間体を守るための選択であったろう。

その地域で生活を続けるには、心を殺すしかない。私はもうこれ以上、ほんの少しだって傷つきたくなかった。何キロ以内なら「近い」と感じるか、大人にとっての体感距離と子どものそれには大きな隔たりがある。それを知りながらも、私は私の想いを優先した。

引っ越し前、子どもたちと海に行った。およそ一ヶ月ぶりに会う息子たちは、変わらず元気でよく笑い、よく話し、よく走った。別居先から海までは、車で五分。着いた途端に駆け出すふたりを、慌てて追いかけた。いつもこうして、ふたりの後頭部を追いかけてきた。毎日見てきた光景を、これからは月に数回しか見られない。その現実を受け止めるのは、ひどく難しかった。それでも、彼らの前では泣かないで話そうと決めていた。私が泣いてしまったら、長男は自分の本音を隠して私に合わせてしまう。そうならぬよう、喉の奥につかえているものを無理やり飲み下した。

「お母さん、少し遠い場所に住もうと思ってる。それはもう決めたことだから、変えられない。今より遠くなるから、会える回数は少なくなると思う。でも、必ず会いにくるし、電話もＬＩＮＥもする。何かあったらすぐ連絡してね」

「うん、わかった。お母さん、どこに住むの？」

「まだ考え中なの。どうしようね」

そう言って笑った私に、小さな声で「近くにいればいいのに」と呟《つぶや》いた長男は、いつもより幼く見えた。息子たちの希望に添えない自分が不甲斐なく、なぜそうなるに至ったかを包み隠さず話せない現状を疎ましく思った。真実を知るのは大切なことだが、それは時と場合による。知りたくもない真実を乱暴に突き付けるのは、ある種の暴力に近い。

父親がどのような言葉で母親を貶《おとし》めていたのか、それがＤＶの一種であることも含めて、息子たちが知る必要はない。いつか彼らが大人になり、すべてを受け止める覚悟ができたなら、そのときは話してもいいと思っている。しかし、離婚当時、長男は小学生で次男は幼稚園児であった。父親が母親に対し、性行為が終わると同時に「用済みだからあっちに行って」とのたまったこと、それ以外にも数々の侮辱的発言があったことを彼らが知れば、傷つく事態は避けられない。そうなれば、父親に対する嫌悪感を抱くのは必至だ。息子たちはお父さんが大好きで、休日のたびに遊び相手をせがむほど懐いている。私が元夫を嫌いだからといって、息子たちにも父親を嫌いになってほしいとは微塵《みじん》も思わない。夫婦のことは夫婦のこと。親子のそれは、また別の話だ。

私の両親は、喧嘩の絶えない夫婦であった。喧嘩の主原因は父の酒乱とお金の悩みだったが、その矛先はいつも私に向かった。父と揉めた腹いせに母から投げつけられた言葉が、今でも私の胸を鈍く軋ませる。

「あんたは、お父さんが避妊をしてくれなくて無理矢理されたときの子なのよ。お母さんは嫌だったのに。子どもは二人で終わりにするつもりだったのに、予定外にあんたができちゃったから、仕方なく産んだのよ。本当は要らなかったのに」

自分の出生の真相を知り、すべてに合点がいった。なぜ、私だけが虐《しいた》げられるのか。なぜ、八十点のテストで褒めそやされる姉や兄の傍らで、私だけが九十五点で横っ面を張られるのか。なぜ姉は被害に遭わず、私だけが父の慰みものにされたのか。両親にとって、私が〝もともと要らない〟子どもだったからだ。自分にはなんの責任も咎《とが》もないことを知りながら、私は母に「ごめんなさい」と謝罪した。あの家では、悪いことをした人が謝るんじゃない。両親が「悪い」と決めた人間が〝悪〟なのだ。どれだけ虐げられようとも、望まれて生まれてきたのだと思いたかった。でも、それは淡い幻想であった。真相を告げられたとき、心がどこか遠くにあるのを感じた。他人事のように自分を見下ろす私は、俯く少女のつむじをじっと眺めていた。あれが解離だったのか、離人症の症状だったのかはわからない。

次男の背中を追いかけ、長男が走る。波打ち際で水しぶきを跳ね散らかすふたりは、まるで子犬のようだ。砂浜を走るたび、小さな足裏が跳ねる。蹴り上げられた砂の粒が、お日さまに当たってきらきらと光る。あっという間に小さくなる背中を慌てて追いかけながら、自身の息が上がる感覚を久方ぶりに味わっていた。

「相変わらず早いなぁ」

「お母さんが遅いんだよ」

「違うよ、あんたたちが早いんだよ」

「そうかなぁ」

「そうだよ」

あっという間に駆けていく。少し前まで私の腕の中にすっぽりとおさまっていたのに、ふたりとも、どうしてこんなにも早く遠ざかってしまうのだろう。ずっと隣にいられると思っていた。この忙《せわ》しない日々が、彼らが成人するまでは続くのだと、そう信じて疑わなかった。このときほど、己の愚かさを痛感した日はない。当たり前だった日常は、ときに嫌気が差すほど煩《わずら》わしかった毎日は、これまで生きてきた中で最良の、かけがえのない時間だった。

海面を照らす光の渦が波間で揺れるのを眺めながら、「きれい」と次男が言った。頷きながら握った手のひらは、海風に吹かれてすっかり冷たくなっていた。

「帰ろうか」

「やだ！　まだ！」

予想通りの答えが返ってきて、思わず長男と笑い合う。

「海、好き？」

「うん、すきだよ。おかあさんは？」

「お母さんも好きだよ。大好き」

息子たちの笑顔は、明るい昼間の海そのものだ。どこに住むかは未定だったが、海のそばにしようと決めた。そうしたら、いつでも会える。

たった半日足らずのあいだに、繰り返し呼ばれた。

お母さん、お母さん、お母さん。

呼んでくれること。触れられる距離にいること。それらすべてが、指のあいだからこぼれ落ちていく。悔しさと寂しさが入り混じった感情が、私の心を濁らせた。母がなぜ私に告げるべきではない事実を伝えたのか、このときはじめて理解した。抑えきれずあふれたのだと、母の弱さを慮《おもんぱか》ってやれるほど私が大人だったなら、何かが違っていたのかもしれない。しかし、まだ小学生だった私にそれができるはずもなく、せめて同じ足枷《あしかせ》を息子たちに押し付けないことが、このときの私にできる精一杯のことだった。

「またね、おかあさん！」

「またね。ちゃんとご飯食べなよ」

小さな手のひらと大きくなった手のひらが、暗い夜空に舞う。迎えに来た父親の車に乗り込むふたりの背中を眺めながら、ようやく吐息を漏らした。もう、我慢しなくていい。そう思った途端、堪《こら》えきれなくなった。


「おそらにはね、〝おりひめ〟と〝うらしまたろう〟がいるんだよ！」

「織姫と彦星だろ」


夜空を見上げて笑い合うふたりの会話が、今でも耳に残っている。あの時間を、あの星空を、彼らは覚えているだろうか。この日、みんなで拾った貝殻は、私のデスクの上に飾られている。なめらかで白い表面は、ひんやりと冷たい。そっと貝殻を手に取り、あの日を思い出す。すこやかで、幸せであれ。その願いが叶えられている今に、私は静かに感謝する。

「どうしてみんな意地悪するの？」

子どもたちと離れて暮らす。そんな未来を想像したことがなかった私は、県外への引っ越しを終えてから、呆れるほど荒れ果てた生活を送っていた。食事も睡眠も満足にとらない。「とれない」ではなく、「とらない」ことを自ら選んでいたように思う。生きることを積極的に放棄する行為は踏みとどまったものの、前向きに生きる気には到底なれず、緩慢な自殺を試みるような日々であった。

離れてからしばらくのあいだは、長男から毎日のように電話があった。しかし、それも父親側の妨害により週に一度になり、やがて十日に一度になった。長男のスマホが、次男を含めて彼らとの交流をつなぎとめる唯一のツールである。一見万能に見える小さな電子機器は、互いの想いを余すところなく伝え合うには、あまりに温度感が足りなかった。

荷ほどきをしている最中、息子たちの写真データが入ったＤＶＤが出てきた。パソコンに入れてファイルを開くと、時間が巻き戻ったかのように画面上で彼らが私に笑いかけた。幼い彼らの傍らには、高確率で父親である元夫が登場する。写真を撮るのは私の役目だったから、私が写っている写真は限りなく少ない。写真の中の息子たちは、季節の花々に囲まれてジャンプをしたり木の棒を振り回したりと忙しい。写真には撮影者の姿が写らないことを、こうなるまで忘れていた。何千枚と写してきた思い出の中に、少しくらい自分の姿を残しておくべきだった。後悔先に立たず、とはよく言ったものである。

かつて住んでいた家に、子どもたちの写真を所狭しと飾っていた。それらもすべて、元夫とその両親が外してしまったとのちに聞いた。次男はそのことがよほど悲しかったらしく、離婚から三年以上が経過した今でも時折口にする。

「お母さんが飾ってくれた写真、お父さんたちが勝手に外しちゃったんだよ」

口を尖らせてそう言う彼に、「そうだったんだねぇ」と相槌《あいづち》だけを返す。一緒になって思う存分悪口を言えたなら、どれほど楽だろう。私の面影を家の中から消去することに躍起になっていた元夫もまた、それなりに苦しかったに違いない。ただ、息子たちの成長をつぶさに見られる生き甲斐を手にしているというだけで、彼は私にとって十分に妬《ねた》ましい存在であった。

この時期は心が不安定だったこともあり、解離が頻発した。子どもたちと離れた影響をもっとも強く受けた交代人格は、五歳の桜だった。桜は、おそらく誰よりも凄惨な記憶を保持している。それだけに、息子たちと過ごす時間は彼女にとって大いなる癒やしとなっていた。特に幼い次男と遊んでいる最中は、内側から眺めつつ自分も一緒に遊んでいる気になっていたと優は語る。

私が泣き暮らす毎日は、桜にとっても悲しみが連なる日々だった。ビー玉遊び、トランプ、お庭の花摘み、公園での鬼ごっこ、眠る前の絵本タイム。これらすべてを失った日常は、桜の生活から色を奪った。記憶に首を絞められ、のたうち回り、痛みと屈辱に全身を強張《こわば》らせ、顔面すべての穴から体液を垂れ流す。その苦痛に蹂躙《じゅうりん》されながらも一線を越えずにいられるのは、ささやかな喜びがあるからだ。絶え間なく襲いくるフラッシュバックは、なにも私本人だけに限ったことじゃない。桜もまた、日常的に悪夢やフラッシュバックに襲われている。そういう日々を生きる彼女にとって、一番の楽しみを奪われることがどれほど残酷なものか、想像に難くない。

「どうしてみんな意地悪するの？」

私の身を案じた幼馴染が電話をつないでいる最中、解離して表に出た桜はそう言って泣いた。幼馴染がどれほどなだめても、桜は呼吸が乱れるほど泣きじゃくって手がつけられない状態だった。桜が絞り出した一言は、私自身の叫びと同義である。「どうして」――その疑問符を、物心ついたときからずっと抱えている。どうして、私だったのだろう。三人いる子どもの中で、自分だけが虐待された。自分だけが愛されず、あらゆるものを失った。どうして、どうして、どうして。どれだけ考えても答えは出ない。仮にどんな答えだったとしても、私の心が解放されるとも思えない。だから今を生きるしかない。過去と地続きの今を、這ってでも進んでいくしかない。

桜の話を聞いてから、私は空き時間に絵本を朗読するようになった。ビー玉遊びもトランプも鬼ごっこも、さすがにひとりではできない。でも、絵本なら読める。桜は私で、私は桜だ。そして同時に、まったく違う人格でもある。息子たちを愛するように、桜を愛したいと思った。昔から絵本が好きで、大人になってからも数冊の絵本を愛蔵している。大半は息子たちが住まう家に置いてきたが、お気に入りの作品は幸いにも手元に残していた。息子たちに絵本を読み聞かせるタイミングは、就寝前だけではなく、彼らがぐずったときでもあった。膝の上に小さな体を乗せ、意識的にゆっくりと言葉を音に乗せる。そうしているうちに、私側の苛立ちも、息子たちの憤《いきどお》りも、物語の中に溶けていった。私と同じだけの寂しさを桜が持て余しているのなら、ほんの少しでも穏やかな時間をつくりたい。自然と湧き上がった想いに従うかたちで、いせひでこ氏の絵本『大きな木のような人』(講談社)を手にとった。本書は、植物園で木と人々の関係を研究してきた男性と、ある少女の交流を描いた物語である。

この2本のメタセコイアは、同じ年に植《う》えたんだ。
日のあたるところにある木と、木かげにある木と、
育ち方がこんなにちがうんだよ。

植物と人は似ている、とよく思う。置かれた環境によって生育に変化が生じるだけではなく、手をかけなくては育たないし、手をかけ過ぎても枯れてしまう。桜が五歳であるこ

とは解離を認識した時点で聞いていたが、彼女のことを真剣に気にかけようと考えたことはなかった。実態が見えない。たったそれだけの理由で、当事者でさえこの認識なのだから、外側から見る人の理解が追いつかないのも無理はない。

丁寧に、噛みしめるように物語を読み進めていく。絵本を読む行為は、心に花の種をまくようなものだ。雑にしてはいけない。

読み終えたあとに訪れる静寂が、少し寂しかった。それでも、心を相手に傾けて物語に誘《いざな》うひとときを久方ぶりに味わった。桜が喜んでくれたことは、のちに幼馴染を通して聞いた。しかし、おそらく桜以上に、私自身がこの体験に癒やされていた。

守るべき存在があると、人は強くなる。その習性をわかった上で桜はぐずっていたのかもしれないと、今になって思う。実際のところは、桜にしかわからない。ただ、ほかの交代人格も含めて、彼らはいつだって私を守ることを優先してくれている。彼らの想いに応えられる自分であるためにも、自分自身に日を注《そそ》ぎ、水や肥料を与える時間を惜しまずに、大人のわたしも、五歳の桜も、同じように育んでいきたい。

ありふれたトリガー

「母やきょうだいにもあなたと被告とのことを知られていなかったのは、あなたと父親が二人で示し合わせてセックスしてたからではないですか？」

千葉地裁で開かれた裁判記事の一部が目に飛び込んできたのは、二〇二一年三月十一日だった。東日本大震災に関する記事が多くを占めるこの日、右記の言葉を非難する投稿がSNS上にあふれた。小学校高学年の頃から長期間にわたり義父に性的虐待を受けたとして、被害者とされる女性が警察に相談。その後、義父は起訴された。この台詞を放ったのは、被告側弁護人である。女性は、自宅での性交や口腔性交を強いられたほか、中学生の頃から裸の写真や動画まで撮影されていたという。抵抗すれば殴られ、撮影した写真をクラスのＬＩＮＥグループに送ると脅《おど》され続けた彼女は、恐怖と諦めにより抵抗する気力を奪われていた。このような前提があるにもかかわらず、被告側弁護人は先述した非道な台詞のほか、「あなたこの動画は、自分ですすんで撮ったんじゃないですか?」「お母さんに相談したら、このような事件にならず、家族はバラバラにならずにすんだんじゃないですか?」などと発言。裁判長の再三にわたる注意をも意に介さず、「被害を訴える本人が義父との性交に同意していた」印象を与えることに躍起になった。

この記事を読み、ショックを受けて過呼吸発作を起こした私は、その後しばし解離した。このとき、表に出た交代人格は「碧」だった。碧は、リストカットやＯＤ《オーバードーズ》（安定剤の過剰摂取）などの自傷行為を好む。碧はコミュニケーションが難しい相手で、パートナーでさえ彼女の応対には苦戦する。ただ、彼女が行なう自傷行為には上限が設けられている。「死なない程度」にやること。ただの憂《う》さ晴らしだと明言する彼女は、「むしろ本気で死ぬつもりで見境なくやる本人のほうが始末に負えない」とのたまう。どっちもどっちだと苦笑するパートナーに、私は謝罪以外の言葉を持てない。

この日も碧は、安定剤の過剰摂取をした。安定剤や眠剤は、適量であっても眠気をもたらす。そのような薬を多量に服用すれば、当然のことながら意識が朦朧とする。飲む量にもよるが、半日から丸一日昏睡《こんすい》することも珍しくない。

フラッシュバックや解離のトリガーは、あらゆるところに転がっている。SNSのみならず、テレビのワイドショーやニュース番組、新聞など、報道にまつわるコンテンツのほか、映画やドラマ、アニメ作品のワンシーンが解離を引き起こすことも稀ではない。「嫌なら見るな」と人はいう。だが、世の中のあらゆるコンテンツから離れて生きるなど不可能だ。トリガーとなる作品や報道に異を唱えたいわけではない。ただ、地雷がどこにあるかわからない日常を生きる当事者は数多《あまた》いる。制作陣には、その現実がどんなものかを知った上で報道や作品づくりに携わってほしいと切に願う。同じような被害者が、この報道（作品）を見るかもしれない。その想像力があるか否かで、選ぶ言葉や伝え方には大きな違いが生まれるはずだ。例えば、著名人が何らかの差別的な発言をした際、問題となった発言のみを報道することに意味はない。それは暴力を撒《ま》き散らしているのと何ら変わらず、むしろ当事者の傷を抉《えぐ》る行為である。なぜその発言が差別に当たるのか、当該の差別をなくすにはどんな知識が必要なのか、そこまでセットで書いてこそ、「報道」であると私は思う。

碧は薬を飲むとき、いつも錠剤を粉状に砕く。器に薬を入れ、スプーンなどでトン、トン、と粒を叩く。彼女いわく、粉状にしてお湯に溶かして飲むのがもっとも吸収率がいいらしい。現在のパートナーとは、共に暮らす以前は遠距離であった。そのため、電話口でトン、トンの音がしだすと、彼は「碧だ」と判別して彼女の気をそらすためにあの手この手を尽くしてくれた。

碧の気をそらす際にもっとも有効な手段は、「配信アニメの視聴を促すこと」だった。中でも『進撃の巨人』が特にお気に入りで、パートナーが勧めたのを機に、自らシーズンごとにエピソードを追いかけるようになった。「死ぬこと」ではなく「傷つけること」が目的で自傷行為をする碧は、希死念慮に囚《とら》われる私とは少し様相が違う。私自身が希死念慮に囚われている最中は、「どうやったら死ねるだろう」と、それしか考えられない。だが、碧は時と場合によっては自傷行為を中断し、アニメ視聴や読書をはじめる。碧には抗《あらが》いがたい衝動があるわけではなく、あくまでも私が日頃抑え込んでいる欲求を肩代わりしているに過ぎないのかもしれない。

解離が起こっているあいだ、当然ながらすべての仕事がストップする。交代人格によっては家事や雑務を進めてくれるが、逆に仕事を増やす人格もいる。碧はどちらかというとその類で、家事は一切やらない上にODなどで数時間にわたり私の作業効率を落とす。

過去、とあるメディアにモザイクをかけた状態で出演したことがあった。「解離性同一性障害の生きづらさ」を伝えたいとの主旨だったのでオファーを受けたが、番組タイトルに「多重人格」と表記するほどの無知ぶりで、オファーを受けたことをひどく後悔した。生きづらさを伝えるはずの番組が、生きづらさを助長する番組構成になっている。そう感じた当事者が数多くいたことが、SNS上からもうかがえた。そのためか、コメント欄には心無い言葉が殺到した。「詐病《さびょう》」の二文字は言うに及ばず、「演技乙」「不幸自慢」などに並び、「人格同士で得意な分野を補い合えるのなら便利じゃん」との発言もあった。「便利」——この言葉を解離性同一性障害の当事者に言える暴力性に、思わず震えた。解離が起こるタイミングや場所は、一切選べない。誰が出てくるかも選べない。家事が溜まっているから優を出せるわけではないし、力仕事があるから涼を出せるわけでもない。締切前に出てくるのが桜だったり、大事な用を控えている前日に碧が出てきてODをしたりする。そういう生活を「便利」だと思える人は、おそらく皆無であろう。無知のもとに投げつけられる冷笑や揶揄《やゆ》は、当事者の心を深く抉る。障害により被る不利益は日常的に積み重なり、それだけでも当事者の心身は限界に晒《さら》されている。その上にさらなる重しを加える謂れなき差別や問題の矮小化は、最悪の場合、人命をも奪う。「ただの軽口だった」という言い訳は通用しない。

冒頭に綴った性虐待被害における公判で、被告側弁護人が発した暴言にも同じことが言える。

「あなたと父親が二人で示し合わせてセックスしてたからではないですか？」

この暴論を投げつけられた女性が思い余って命を絶ったとしても、何ら不思議ではない。実際、私はこの台詞を目にしただけで、自分が言われたわけでもないのに「死にたい」と思った。性虐待被害を訴える者に、こんなことを言う人がいる。こんな考えを抱く大人がいる。ましてや、その人は弁護士であり、法のスペシャリストだ。いくら依頼人の刑罰を軽くするためとはいえ、被害を訴える者の尊厳を踏みにじる権利など誰にもない。それなのに、この発言をした弁護士は「注意を受けた」だけで済まされる。仮にその女性が本当に自殺をしていたなら、事はもっと大きくなっていただろう。だが、そういう世論のあり方がそもそも間違っている。ある人が被った苦痛の重さは、命の有無で測れるものではない。被害者が自殺したら大事、被害者が訴え出たら小事、そんな感覚で物事を見ているうちは、最悪の結末は減らないだろう。虐待も性被害も、被害後に命を落とした人とそうではない人とで、受けた痛みが変わるわけではない。生きて必死に訴える人の声には耳を貸さないくせに、命を絶った人の生前の叫びはこれみよがしに取り上げる。だから被害者は思うのではないか。「死ぬしかない」と。そうしなければ誰も信じてくれない、と。

碧は、「死なない程度」の自傷行為しかしないと主張している。だが、彼女の主張は浅はかな素人考えに過ぎない。私の従兄弟は、ODが原因で命を落とした。薬が致死量を上回ったからではない。ODで昏睡状態にある最中、吐瀉《としゃ》物が喉に詰まって窒息死したのである。ODは、往々にして吐き気を催《もよお》す。安易な自傷行為は、世間が思っている以上に死に直結している。「薬を飲んだくらいでは死ねない」と豪語する人たちは、これらの事例を知らないのだろう。

ODにより意識が混濁するせいで、失禁をする場合もある。若かりし頃、今以上に後遺症が重かった時分、私にも身に覚えがある。つらい記憶から逃《のが》れるには、意識を遮断する以外に術がない。できるだけ長く、深く眠りたい。そう思い、ラムネのように眠剤や安定剤を貪《むさぼ》っていた当時、私は何度か布団や床を汚した。目覚めてそのことに気付いた瞬間の羞恥は、筆舌に尽くしがたい。安いアパートにはベランダがなかったため、外に布団を干すには窓から吊り下げるしかなかった。だが、外に干せば失禁の跡は一目瞭然である。苦肉の策で、風呂場の浴槽に布団をかけ、乾くまでのあいだ、硬い床の上で眠った。寝起きに軋む首や背中をさすりながら、この痛みは己の命を粗末にした罰なのだと思った。

報道がトリガーとなるフラッシュバックは、日常的に起きる。また、報道を受けてSNS上にあふれる二次加害もまた、容赦なく被害者を打ちのめす。二〇二三年年末から新年にかけては、性被害者を貶める二次加害がこれでもかと頻出した。私はその苦痛に耐えきれず、ついにX（旧Twitter）のアプリをスマホから削除した。仕事柄、執筆記事の拡散や気になる記事に目を通す際に、もっとも重宝していたツールであった。仕事以外でも、友人たちとの交流や推しの活動を追うなど、趣味の側面でも活用していた。だが、命には代えられない。

「実の父親とするのってどんな気分ですか」

「本当はあなたも楽しんでいたんじゃないですか」

「そういう被害に遭う人は、その人にも何かしらの原因があるんだよね」

「同意がなかった証拠もないのに被害者面するな」

これらは、すべて私自身に投げつけられた誹謗《ひぼう》中傷である。DM、メール、リプライ、引用、noteのサポートメッセージ……ありとあらゆる手段で卑劣な言葉をぶつけてくる人はいて、そのたびにブロックするものの、到底追いつかない。正直な気持ちを言えば、もういい加減、疲れた。虐待被害を減らしたい。性被害を減らしたい。それしか言っていないのに、無差別に殴られる。どんなに痛くても、私はまだ生きているから、「大したことはない」と思われる。


性虐待にしても、性被害にしても、性交における同意の有無は立証が難しい。この国において、法廷で裁かれる性犯罪はごくわずかであり、そもそも被害届が受理されるハードルが高い。また性犯罪の場合、性的同意がなかったことを被害者側が立証しなければならない。それゆえ、性虐待被害のケースでは、父親との性行為が合意ではなかったことを、娘側が（もしくは息子側が）立証しなければならないのだ。被害に遭っただけでも満身創痍《そうい》なのに、これだけ重いハードルを課せられるのだから、告訴を諦める人が多いのも無理はない。私自身、父親に対して刑事告訴はしていない。そもそも、父の罪はすでに時効である。私の後遺症が未だ続いていようとも、あの男の罪は一定期間で許される。* 今、私が父を殺せば、それなりに重い刑期が課せられるだろう。過去の虐待被害が情状酌量につながる可能性はあるが、無罪にはなるまい。殺人罪における現行法は虐待被害者の後遺症を想定していない。当然、罪を犯すつもりはない。今さらあんな男のために自分の人生を棒に振るなんてまっぴらだ。だが、一日も早く死んでほしいと、両親に対してそう願う私を、私は否定しない。

トリガーだらけの獣道を呻《うめ》きながら歩く。それもまた、私が日々向き合っている現実だ。憎しみは、日によって薄れたり濃くなったりする。消えることは、おそらくないだろう。被害者が呻くたび、「世界は少しずつ良くなっている」と言う人がいる。でも、世界が変わるのを待てずに失われていく命がある。そのことを、いち当事者として、私は忘れたくない。

＊あの男の罪は一定期間で許される：もちろん、刑法性犯罪規定が性被害の実態に即していないとして、性暴力被害当事者や支援者たちが長きにわたり声をあげてきた事実を、忘れてはいけない（小川たま

か氏特集編集「ジェンダーと刑法のささやかな七年」『エトセトラVOL.11』エトセトラブックスなどを参照)。二〇一七年六月には、一一〇年間変わることのなかった性犯罪規定が一部改正となった。一九年三月には性暴力をめぐる裁判で四件の無罪判決が相次いだことを機に、さらなる見直しを求める声が高まった。二〇二三年には再び改正がなされ、「不同意性交等罪」「不同意わいせつ罪」が規定されると共に、性的同意年齢が十三歳未満から十六歳未満へ引き上げられ、公訴時効も五年延長された(それぞれ十五年、十二年となった)。経済的・社会的地位関係を利用した性行為に関する規定や、虐待に起因する心理的反応(トラウマによる凍りつきなど)の要件が追加されたことも進歩と言えるであろう。しかし、当事者や支援団体も懸念しているように、一部の被害者(特に子ども)は被害が被害であることを認識できなかったり、トラウマの影響で被害を報告するまでに長い時間を要する場合がある。公訴時効については実態を踏まえ、さらなる見直しが求められるだろう。また、対等な関係における「YES」のみが「YES」である(そして「NO」は「NO」であり、沈黙は「YES」を意味しない)という「性的同意」概念を社会通念としていくことは急務である。

約束のオムライス

「当社のアンバサダーになっていただきたい」

私に熱量高くそう告げた人は、とあるカウンセリング企業の最高執行責任者《COO》だった（現在、御本人は企業を離れたため、正確には「元COO」である）。アンバサダーの打診を受けた当時、私はフリーのライターを目指しており、独学で書く鍛錬を続けていた。だが、ただ書き続けているだけでは仕事につながらないことを早い段階で察したため、書く場所として選んだ「note」というプラットフォームの活用方法を学べる「note勉強会」なるイベントに参加した。COOとは、そのイベントの場で出会った。よって彼は、私が書く仕事を欲していること、経済的自立を目指していることを知っていた。また、当該企業の求人広告には、「アンバサダー」の求人が公のものとして掲載されていた。そのため、私は言うに及ばず、アンバサダーを仕事として依頼されたのだと認識していた。だが、実際は違った。あくまでもボランティアに過ぎない立場だと知らされたのは、別のイベントでCOOと再会した折であった。その場に同席していた私以外の人物が「はるさんのアンバサダーはお仕事?」と問いかけたところ、COOは次のように応えた。

「違いますよ。まぁ、でも、たまに飯くらい奢《おご》ります」

この台詞を聞いてはじめて、私は自分が無償でアンバサダー業務を担っていたことを知った。先方からの依頼で、週に一本コラムを納品し続けて数ヶ月が過ぎた頃だった。カウンセリングやコーチングを無償で受けられる特典などはもちろん付与されておらず、COが笑い混じりで言った「飯くらい奢ります」の約束さえ、ただの一度も果たされることはなかった。


この事実を、私は数年にわたり伏せていた。先に確認しなかった自分が悪い。無償だと知ってすぐに「辞めます」と言えなかった自分が悪い。そう思っていた。元夫との別居をはじめ、解離性同一性障害の診断を受けた頃、体調不良を理由に週一のコラム納品をお休みしたいと願い出た。当時の担当者だった女性は、温かい労《ねぎら》いの言葉をくれた。しかし、私にアンバサダーを依頼した本人や代表の最高経営責任者《CEO》からは、ただの一言もなかった。それればかりか、個人アカウント、企業アカウント双方にすぐさまフォローを外された。無料で使える都合のいい駒だったのだと、そのとき改めて自覚した。

その後、当該企業のＣＥＯ（こちらもすでにＣＥＯは退任。その後、同系列事業の重役に就いている）が、とあるＮＰＯ法人の元理事であった男性による性暴力事件において、被害者の方々への二次加害にあたる発言をＳＮＳ上で行なった。その発言は、性虐待被害者である私にとって耐えがたいものだった。大まかに「許し」の意義を説くような発言で、まるで「許せない被害者が悪い」と言わんばかりの言い様に、胸が焼ける思いがした。この件を受けて、それまで体面的に「お休み中」としていたアンバサダーを正式に辞任した。辞任理由を先方に包み隠さず伝えたが、この際にもＣＯＯ、ＣＥＯ共に一切の言葉を持たず、謝罪の言葉もこれまでの感謝も伝えられることはなかった。

一連の騒動に端を発し、「報酬よりも、ほしかったもの」と題して綴ったブログに、思いの丈をぶちまけた。ライターとしての道を閉ざされることを覚悟の上で出した告発文であった。一個人にそう思わせるほど、当該のカウンセリング企業はＳＮＳ上で大きな権力を持っていた。企業イメージとして優しさを全面に押し出し、思いやりを軸に社会をつくることを謳《うた》っていた。だが、その裏で私は搾取された。

告発文は思いのほか広く届いた。私の予想に反して大多数の人が私の心情に寄り添ってくれて、企業側を厳しく批判した。結果的に企業側は自分たちの非を認め、原稿料やイベントの登壇料を支払うに至った。支えてくれる人たちの思いに感謝する一方、事がどんどん大きくなっていく渦のようなものが怖くて、SNSの通知を開くことにさえ恐怖を覚えるようになった。自分で撒いた種にもかかわらず、迷子の子どものように「どうしよう、どうしよう」と思っていた。でも、それを公の場で言う勇気がなかった。

そんな最中、SNSで知り合った友人からDMが届いた。その人との交流期間はさほど長いわけではなく、やり取りした回数も多かったわけではない。でも、私はその人が好きだった。その人の生き方、言葉の選び方、姿勢の正し方、たたずまいが好きだった。だからこのときも、安心してDMを開くことができた。そこには、こんな言葉が書かれていた。

「あとから後悔するかもしれないけど、そのときはそれが正解だったんだから、自分の選択に間違いなんてない！　って胸を張って大丈夫。赤ちゃんて生まれたとき目一杯泣き喚くことで息ができるんだけど、あの記事は、はるさんの最初の呼吸だと思ったから」

熱くて飲みきれず吐き戻してしまった煮え湯を、彼女は「呼吸」と言ってくれた。その言葉を目にした瞬間、大袈裟ではなく声を上げて泣いた。漏らした悲鳴を肯定してもらえることは、存在そのものを肯定してもらうことと同義だった。安心すると同時に忘れていた空腹がドッと押し寄せてきて、おもむろに台所に立ち、オムライスをつくった。泣きながら食べたオムライスは、いつも通りの素朴な味わいで私のお腹を満たした。そのことを友人に伝えると、サポートと共に温かいメッセージが返ってきた。

「ぽうんとまあるいフォルムのオムライス、いつか一緒に食べようね」

その約束は、私の中で小さな生きる糧《かて》になった。友人の住まいは東北で、私が住む関東とはだいぶ離れている。そのため、おいそれと行ける場所ではない。それでも、いつか必ず彼女に会いに行こうと決めた。

友人がくれた言葉に守られた夜からおよそ一年半が過ぎた頃、約束を果たす機会が訪れた。きっかけはパートナー側の親戚の不幸だったため、当初私の心は沈んでいた。彼の親戚と面識があったわけではない。ただ、共に暮らすパートナーの身内に不幸があっても、同行して手を合わせることさえできない自分の境遇に落ち込んだのだ。私とパートナーは幼馴染で、互いの実家は徒歩圏内にある。両親共に健在で、双方顔見知りの関係だ。それゆえ、両親の虐待被害から逃れるために住民票の支援措置*まで行なっている私は、彼の実家を訪れることができない。そのため、パートナーは私の存在も自分の現住所も、両親に隠している。私側の事情で彼に要らぬ嘘をつかせている現状を、心苦しく思う。普通でありたいと望む一方、こういう瞬間、「普通じゃない」自分の境遇を目《ま》の当たりにする。

　私たちの実家は東北で、現住所からはかなり遠い。この頃、私はとある性被害の痛手と、それに付随する身近な人たちからの二次加害の影響で、精神状態がひどく不安定であった。そんな私を置いて葬儀に行くことにパートナーが難色を示したため、車で共に東北に向かうことにした。彼が実家に滞在するあいだ、私は同県の離れた場所にあるホテルに宿泊する手はずとなった。準備を整え、自宅を出発する間際、思いきって友人に連絡をした。「突然なので無理はしないでほしい」と前置きした上で、「オムライスを食べに行きませんか」と誘った。友人の住まいは、私たちの移動経路の途中にある。せっかく東北まで足を伸ばすのだから、このチャンスをふいにしたくなかった。その後、友人からの快い返事を目にして、素直に心が踊った。友人と私は、おそらくタイプ的には似ていない。だが、一つ大きな共通点がある。ふたり揃って、自他共に認める「食いしん坊」なのだ。彼女は、内装や映《ば》えだけを基準にお店を選ぶ人ではない。味はもちろんのこと、居心地や店主のこだわりに惹かれてお店を推す友人のInstagramは、いつもお店への愛であふれている。彼女が「お店選びは任せて！」と言ってくれるのを聞いて、私の心はなお一層踊った。

パートナーを駅で見送り、友人へのお土産を購入したのち、待ち合わせ場所へと向かった。季節は晩秋。東北の秋は、風が冷たい。紅葉も終わりを迎え、南天の実が色づく頃、私たちは「はじめまして」を叶えた。先にお店に着いていた彼女は、明るい橙《だいだい》色のニットをまとい、穏やかな笑みをたたえて私に手を振った。思わず頬を綻《ほころ》ばせ、早足で駆け寄る。SNSでは交わせない温度感が、そこにはたしかにあった。

友人が選んでくれたのは、王道の洋食屋さんだった。私たちは当然のようにオムライスを選び、食後のデザートにプリンも付けた。運ばれてきたオムライスはきれいな黄色で、赤いトマトソースがふんだんにかかっている。くるんとケチャップライスを包んだ卵のフォルムは、約束に違《たが》わず「ぽうんとまあるい」かたちをしていた。私たちはそれを見て、「美しいね」と感嘆の息を漏らした。まずは一口、そっと口に運ぶ。卵の甘さ、ケチャップライスの濃厚さ、トマトソースのまろやかな酸味が口内で溶け合う。本当に美味しいものを食べると、言葉にならない。かろうじて「おいし……」と呟くのが関の山である。これは私個人の好みの話だが、オムライスに関してはトマトソースこそが正義だと思っている。もちろん、デミグラスソースのオムライスも大変に美味しい。美味しいのだが、どちらかというとオムライスにはトマトソースかシンプルなケチャップが乗っていてほしい。好みど真ん中のオムライスと、ずっと会いたかった友人が、同時に目の前に存在している。この日味わった幸福の色は、友人が着ていたニットと同じ橙色で、明るくて、温かくて、私の心の芯の部分を包んでくれた。

友人は、このあとさらなる楽しみを用意してくれていた。「少しお茶でも」と彼女が連れて行ってくれたお店が、想像し得ないほどに素敵な茶室だったのである。かつての名家の別邸を後世に残すべく、現在のオーナーが建物を改修して開いた茶房は、庭園も含めて日本情緒あふれる空間であった。案内された個室は、茶室として使われていた当時の名残をとどめ、数々の茶器やミニ簞笥《たんす》が並ぶ。丁寧かつ和やかな接客に癒やされつつ、和菓子付きのお抹茶に舌鼓《したつづみ》を打つ時間は、この上なく贅沢《ぜいたく》なものであった。
楽しい話、悲しい話、腹立たしい話を含め、互いの近況やこれまでの経験を語り合いながら、美味しいものをいただく。そういう時間があるからこそ、人は明日を楽しみに生きられるのかもしれない。「食べる」と「話す」は、必ずしもセットでなくてもいい。そのどちらかを楽しむだけの日があっていい。ただ、両方を楽しめる日があったなら、その日を糧に歩んでいけるし、よすがとなる思い出も増えよう。

真っ暗闇に取り残された子どものように不安に怯えていた夜、友人がくれた言葉のおかげで、私は自分を肯定することができた。直接伝えたかった「ありがとう」を、この日ようやく伝えられた。いつかまた、友人とオムライスを食べられる日がくるだろうか。くるといい。そうしたい。行きたい場所に躊躇いなく向かえる自分でありたい。会いたい人に会う。美味しいものを食べる。伝えたい言葉を伝える。その楽しみを鼻先にぶら下げて、私は今日も迫りくる締切と格闘する。

＊住民票の支援措置：住民基本台帳事務におけるＤＶ等支援措置のこと。ＤＶ被害やストーカー行為、児

童虐待およびこれらに準ずる行為の被害者に対し、加害者が被害者の住所を検索できないようにするため、住民票の閲覧制限をかける制度のこと。通称「住民票のロック」とも呼ばれる。この支援措置を行なうことにより、住民票の写しや戸籍の附票の写しを、本人以外が取得することを制限できる。

「帰りたい」場所

離婚後、現在のパートナーと暮らしを共にするまでに、多くの出来事があった。現在のパートナーは小学生からの幼馴染で、私たちはランドセルを背負う時分から互いのことを知っていた。彼との距離が急速に縮まったのは、中学生の頃、私の自死を彼が止めたのがきっかけであった。校舎のベランダから飛び降りようと目論んでいた私の異変に、なぜか彼は気付いた。それまでも幾度となく言葉を交わしたことはあったが、私の側としては心を許した覚えはなく、家庭の悩みを打ち明けた経験もなかった。父が私にしていたことを、私は誰にも知られたくなかった。知られたら蔑《さげす》まれる。嘲笑される。そうしたら、もう「普通のふり」さえできなくなる。私はそれが怖かった。だからこの日も、決意を悟られないようあくまでも平静を装い、いつもより明るく過ごすよう努めた。しかし、彼は私の計画と両親から虐待を受けている事実の両方に気付き、強い力で私を引き留めた。その際、彼はある意味で、土足で私のテリトリーに踏み込んできた。

「お前のそれ、どっち」

首筋に残る痣の痕《あと》を指し示し、昨夜の夕飯の内容を尋ねるかのような口調で彼は言った。彼の言う「どっち」とは、「母親と父親のどっちにやられた?」という意味であった。静かに決意した覚悟と、ようやくこの命を終わらせられる安堵感をあっさりと取り上げられて、私は激昂《げっこう》した。性虐待を受けていた事実をもすべて吐き出し、「放っておいて」と背を向けた私に、彼は「嫌だ」と言った。

「俺は知っちゃったし、見ちゃったからな。ここでお前に死なれたら、めちゃくちゃ胸糞悪いわ。お前、逆だったらこれを見過ごして帰れんの?」

そう問われれば、ぐうの音も出ない。もしも目の前で誰かが死のうとしていたら、それがたとえ赤の他人だろうと私も全力で止めるだろう。彼の言葉はどこまでも正しくて、だから余計に腹立たしかった。怒り、泣き、喚く私に、彼はある言葉をくれた。

「お前は悪くない」

　至ってシンプルな言葉だった。だが、それゆえの力強さと揺るぎなさがあった。しかし、私はその言葉を素直に受け止められなかった。父は、行為のたびに「お前が悪い」と私に言い続けた。「お前のせいだ」「お前がこうさせたんだ」と、私が持つ何らかの性《さが》が父を過ちに導いたかの如《ごと》く、呪いの言葉を繰り返した。骨の髄まで絡みついた鎖が容易にほどけるわけもなく、私は反射的に彼の言葉を否定した。しかし、彼はそんな私に対して「お前はひとつも悪くないって言ってんだろ、バーカ！」と一喝した。よく通る彼の声が、この日、私の心に根を張った。根は、時々成長を止めたり衰えたりしたものの、長い時間をかけてしっかりと広がり、私の心を支えてくれた。

　この出来事を境に、私は彼の部屋に日常的に逃げ込むようになった。「いつでも逃げてこい」と言った彼は、約束通り部屋の窓の鍵を開けて、私の避難場所になってくれた。いつ訪れても邪険にせず、泣いても責めず、ただ背中をさすってくれる彼を好きになるのに、さして時間はかからなかった。

彼自身もまた、多くの問題を抱える子どもであった。彼の両親は長年の不仲を拗《こじ》らせ、母親は長男である彼を日常的に相談役にしていた。それは、さながら「ケア要員」と呼んで差し支えのない頻度と内容で、夫と離婚すべきか否かの選択まで強いられていたという。父親への不満を垂れ流す母親を宥《なだ》め、まだ幼い弟たちの面倒を見る彼は、まだ年端もいかない子どもだった。それなのに、彼をケアしてくれる大人は誰ひとりとしていなかった。父親は金遣いが荒く、きっぷがいいと外からの評判は良かったが、そのぶん母親が火の車の家計に頭を抱えていた。

「今思えば母さんはあの頃、鬱病だったんだと思う」

そう振り返る彼の中学、高校時代、母親はほとんど寝てばかりで、食事の用意も洗濯も放棄していた。父親は、そんな母親や子どもたちを心配するでもなく、仕事以外の時間は自由気ままに外で遊び続けた。私たちが十代を過ごした一九九〇年代、「ネグレクト」という言葉はまだ主流ではなかった。ネグレクトが過度な暴力に匹敵するほどの傷を残す虐待行為であると証明されたのは、それからずっとあとのことである。図らずも私たちは、被虐待児同士だった。だから彼は、私の異変に気付いたのだろうか。何度もそう思ったけれど、未だに聞けずにいる。

学生時代の私は、彼の現状に気付けなかった。うっすらと不穏な気配を感じてはいたものの、何も言わない彼をこちらから問いただす気にはなれず、それ以上に私は自分の痛みをわかってもらうことに必死だった。結果、私たちは互いに高校を中退した直後、絶縁状態となった。原因は私にある。子どもだった私は、彼に甘える頻度や方法を大きく間違えた。わかりやすい言葉で言うと、重すぎたのだ。現在のパートナーの言葉を借りれば、「俺の手には負えないと思った」らしい。十代の自分の言動を鑑みるに、彼がそのように思うのは無理からぬことだった。絶えず付きまとう希死念慮を憚《はばか》ることなく口にし、実際に腕を切り刻み、触れ合うたびにその生傷を目にする彼は、私が自分を傷つけたのと同じぶんだけ傷ついていた。また、両親から受けた虐待の詳細を私は語り過ぎた。それまで誰にも言えなかったぶん、一度吐き出したら止まらなかった。それはまるで壊れた蛇口のようで、聴く側の負担を慮る余裕さえなく、当時まだ十代半ばの彼をカウンセラーの如く頼りきった私は、どこまでも愚かだった。ましてや、彼はその頃、母親のケア要員まで強いられていたのである。限界がくるのも当然だ。

君には話さずにいられないけれど、君は黙っていてほしい、お願いだ。

カミーユ・クシュネル氏による『ファミリア・グランデ』（土居佳代子＝訳／柏書房）の一節である。本書は、長年にわたり義父から性虐待を受けた弟の苦悩を間近で見てきた姉による家庭内告発が描かれている。弟から被害の詳細を聞かされ、その気配を長年感じ取っていた著者は、強い自責の念と後悔に苛《さいな》まれる日々を過ごした。いわゆる代理受傷者と呼ばれる彼女の苦悩は、以下の一節を読むだけでも痛切に伝わってくる。

十四歳のときから、この爬虫類はわたしを苦しめ続けている。この怪獣はわたしの中に棲んでいて、息をしようとすると跳ね回る。このヒュドラは時を追って攻撃を仕掛けてくるけれど、最初の毒が最後の毒の中に溶けてしまうことがない。毒は蓄積される。嚙み傷は次々にできるのでなくて、重なっていく。

著者は、自身の中に巣食う怪物を「ヒュドラ」と表現した。ヒュドラは猛毒と九つの首を持つ不死身の怪物で、たとえ首を切り落としてもすぐに傷口から新しい首が再生する。ラヴィーン氏の『トラウマと記憶』の中にも、この伝説の生き物が登場する（なお、こちらの書籍では「ヒドラ」と表現されている）。倒しても倒しても新たな首をもたげる様は、なるほどたしかにトラウマのそれに近しいものがある。

私のパートナーは、当然ながら私と血のつながった家族ではない。しかし、多感な時期に四六時中、虐待被害の詳細を聞かされていた以上、彼の中に私の毒が蓄積されていたことは自明である。彼は紛れもなく代理受傷者であり、ある意味で被害者そのものであった。プロのカウンセラーは、トラウマを一気に吐き出させることは本人にも聴く側にも大きな負担になることを知っている。だから専門家の治療には時間制限があり、患者が喋り過ぎていると感じたら一旦ストップをかけるのだ。だが、まだ子どもだった私たちは、トラウマケアの基本など知る由もなかった。私は自分のことに精一杯で、彼もそれは同じだったはずなのに、「私を死なせてはならない」という責任感まで背負わせてしまった。それはひどく重い荷であったろう。私のパートナーとして生きる今、彼が抱える重さはむしろ当時より増しているのかもしれない。そう思うと、時々怖くなる。愛する人の幸せが、自分と生きる道の上にあってくれることを願ってしまう自分を傲慢だと思う。

学生時代、私の境遇を知った彼は、何度も「警察に行こう」と言った。しかし、私はそれを断固拒否した。父とのことを知られたくない気持ちに加えて、「お前の言うことなんて誰も信じない」という父の刷り込みが私を縛った。

「お前が誰に何を言おうと、大人は大人の言うことを信じるんだよ」

だから誰かに助けを求めても無駄だ。そう言う父の顔と言葉は、醜く歪んでいた。加害者が保身のために被害者に施す安全装置は、被害者の心をゆるやかに破壊する。SOSを出す喉は潰され、怒りを発露する機能は損なわれ、感情そのものが閉ざされる。だからこそ生まれた交代人格たちの存在に、パートナーは昔から気付いていた。正確には、気付いていたが口に出すことは憚られたそうだ。

再会した彼との関係がまだ友人のそれであった頃、「記憶が抜け落ちている時間がある」と相談するや否や、彼は驚くほどの迅速さで精神科を予約し、「すぐに受診するように」と私を説き伏せた。学生当時から私が解離性同一性障害を患っている可能性を予測済みだった彼が、電話口で交代人格のひとり、海と話していた経緯を知ったのは、私が自身の病名を知ったあとのことだった。

「口は悪いけど、海は優しいよ」

彼はそう言いつつも、「でも煙草はなるべくやめさせたい」と私の健康を憂いた。海はヘビースモーカーで、セブンスターのようなニコチン含有量の高い銘柄を好む。挙句、休む間もなく立て続けに吸うものだから、彼から私に代わった瞬間、酷い吐き気に襲われる。私の体は、煙草を受け付けない。交代すると人格だけではなく、体質までもが変化する。あくまでも私の場合だが、それは煙草のみならずアレルギー症状も然りで、私自身は重い花粉症だが、優は花粉症の症状が一切出ない。それゆえ、優は容赦なく春先にも布団を外に干す。私と同じく重い花粉症に悩む海がクレームを出し続けているのだが、今のところ考慮してもらえる兆《きざ》しはない。日常に潜む些細な苦労は、基本的に笑い話にしている。すべてを深刻に捉えていたら、とてもじゃないが身が持たない。

互いに心許《もと》ない夜を過ごしていた学生時代、夜道を駆けて彼の部屋の窓を叩く瞬間だけ、「帰ってきた」と感じられた。あれから二十五年余りが経った今、私たちは共にいる。私が帰りたい場所は、土地ではなく「人」なのだと強く思う。今、ふたりで住んでいる貸家は驚くほど居心地がいい。間取りや環境の面もあるが、何よりも彼が隣に居ることが大きい。

私たちは、埋められない穴を抱えている。その穴は、おそらくこの先もぽっかり空いたままだろう。親に埋めてもらえなかった穴は、ほかの誰にも埋められない。この世界には、諦める以外に術のない痛みがある。だが、その穴に水を注ぐことならできるかもしれない。花の種を植えて、成長を共に見守ることはできるかもしれない。それでいいと、今は思っている。帰りたいと願い続けた場所に、もう一度帰ってこられた。その事実だけで十分で、生きていて良かったと思える瞬間が増えて、笑う時間が増えて、互いの温もりに安堵する今があるから、あの日、中学生だった私をベランダから引き戻してくれた彼に、私は心から感謝している。

飲めないレモンスカッシュ

梅雨明けも間近に迫った蒸し暑い夕暮れ、取材を終えた私は、東京駅の中をうろうろと彷徨《さまよ》っていた。珈琲が飲めて、ひとりになれる場所ならどこでもいい。できるだけ空いていて、店員さんに話しかけられることのないお店。そんなカフェを求めてしばし彷徨ったが、どこも人がいっぱいで、少し途方に暮れた。

取材は好きだ。人にはそれぞれ、その人にしかない人生の色がある。その一端を垣間見る時間は、この上なく貴重だ。「はじめまして」の相手に自分の人生を語るのは、さぞ勇気が要ることだろう。どのように受け取られるか、どのように切り取られるか、そこに不安を感じない取材対象者はいないのではないかと思う。それでも、誠実に話してくれる方が多く、その懐《ふところ》の深さにいつも感謝しつつ、取材終わりには相手に深々と頭を下げる。一方で、人に会ったあとは、ドッと疲れが出る。これは何も、仕事の場合に限らない。プライベートであろうとも、仕事であろうとも、「人に会う」予定を終えたあとの私の電池残量は、限りなくゼロに近い。

解離(人格交代)せずに予定をまっとうできるだろうか。

その不安が、常に付きまとう。ただ、幸いなことに私は、緊張状態にあると解離しにくい特性を持っている。特に取材の仕事ともなれば、「決まった時間に決まった場所に行く」必要がある。その場合、ある程度の緊張感が保たれるため、これまで解離を理由に取材に穴を開けたことは一度もない。

小一時間ほど東京駅周辺を歩き回ったのち、東京駅直結の建物内にあるカフェに入った。コワーキングスペースも兼ね備えているそのお店は、人もまばらで広々としていた。加えて、店員さんがやや疲れた顔をしていたため、「ここに入ろう」と決めた。疲れているときに聞く大きな声は、私の内耳を痺れさせる。気だるい声でメニューの説明をしてくれた店員さんに、私は心の内で感謝した。

「おすすめメニュー」と書かれたカレーとアイスコーヒーを頼み、窓際の席に座った途端、耐え難い虚脱感に襲われた。しかし、意識を失うほどではなかった。注文した料理の出来上がりを告げるブザーが鳴るまで、持参した本を片手に、ビルとビルのあいだに漂う雲を眺めていた。「東京には空がない」と言ったのは、果たして誰だったろうか。たしかに、東京の空は巨大なビル群により区切られている。だが、空は青くて、流れる雲は田舎のそれと変わらず白く、夕焼けを反射するビルの光は、東京だからこそ見られる光だ。私はそれを、きれいだと思った。

小さく深呼吸をして息を整え、再び本を開いた。途端、そこに書かれた文字が、呆気なく私の意識を奪った。「性虐待」——その三文字を見ただけで私の心はクローズし、代わりの〝わたし〟が表に出た。この日は、「涼」だった。涼は、私に代わってカレーを平らげ、アイスコーヒーを飲み干し、それだけでは足りずにレモンスカッシュを注文した。だが、それを飲み終える前に再び私の意識が表に出た。食べた覚えがないのにお皿は空っぽで、口内に残るカレーの匂いが鼻を抜ける。目の前にある飲み物を躊躇いなく口に含んだところ、ひどくむせた。私は、炭酸飲料が苦手なのだ。ビールや発泡酒なら飲めるけれど、アルコールを含まない炭酸系のジュースなどはすべて受け付けない。都内だから仕方ないとはいえ、正直なところ、アイスコーヒーとカレーだけでも予算オーバーだった。それなのに、飲めないジュースを追加で頼むのは勘弁してほしい。せめて、どうせならちゃんと飲み干してから交代してほしい。

帰宅後、パートナーにその話を愚痴ろうと思っていたのに、涼に先を越された。帰宅するなり、私はパートナーに体を預け、すぐさま解離した。溜まっていた疲労と、電車内で読了した書籍の内容が要因となった。私は定期的に、「虐待」や「性暴力」に関する本を読む。それは仕事上必要な場合と、自身の内側から沸き起こる衝動に抗えない場合との二種類に分かれる。この日は、その両方が重なった。なぜわざわざ古傷を抉るような類の本を読むのか。そう問われることは多い。だが、うまく答えられた試しがない。論理的な理由などないのだ。ただ、本能が欲する。結果、このように精魂尽き果てて解離してしまう。それでも、「読まなければよかった」とは思わない。闇を覗き込むとき、闇もまた、こちら側を見ている。のまれてしまったのなら、それは私の覚悟が足りなかっただけの話だ。

再度表に出てきた涼は、不機嫌そうに化粧を落とし、着替えをしてビールとウイスキーを煽りながらパートナーに愚痴をこぼした。

「まだレモンスカッシュ飲み終わってなかったのに、途中で出てきやがって」

「出てきやがって」と言われても、もともと私の体である。急ピッチでお酒を飲む涼に対しゃんわりと牽制《けんせい》したパートナーに、彼はこう言い放った。

「たまに出てきたときくらい、好きなもん好きなように飲ませろよ。そもそも、本人が一番タチ悪いからな。自分のキャパも考えずに猪突猛進しやがって。あいつ、猪と猿を足して二で割ったような奴だよな。理性的なふりして本能直感型で動くし、走り出したら止まらねえし。付き合わされるほうの身にもなれよ、マジでたまったもんじゃねえぞ。タスク量と自分の精神状態と体調のバランスが合ってねえんだよ。アホか、って言っとけ」

ここまでくると、愚痴を通り越してただの悪口である。翌朝、目を覚ました私に対し、パートナーが苦笑しながらこの会話を伝えてくれた。私が意識下で眠っているとき、パートナーは交代人格と会話をし、愚痴の聞き役となっている。それは、こうして文字にしてみると大したことではないように思えるが、実はかなりの負担がかかっている。その証《あかし》に、パートナーは時々、こちらが不安になるほど長い時間、食事も摂《と》らずに寝込む。ほぼ丸一日、何も口にせず眠り続ける彼の寝顔を見るたび、申し訳なさで胸が詰まる。

「これまで解離を理由に取材に穴を開けたことはない」と前述したが、実は危うかったことが一度だけある。大きなストレスを抱えていた時期、大切な打ち合わせを控えた前日に、突発的に自殺を図った。喉元に包丁をあてたところまでは覚えているが、そこから先の記憶がない。気付いたらバスの中で、隣にはパートナーがいて、私の顔を覗き込んでいた。彼の顔はいつもより硬く、握られた手のひらはじっとり汗をかいていた。

頸《けい》動脈を切断しようとした私を止めるため、強制的に解離した統率係の優は、翌日の予定についてパートナーと相談をした。予定をリスケして病院に連れて行くか、とりあえず予定の場所までは連れて行き、私本人に選ばせるか。本来であれば、仕事をリスケして病院に連れて行くのがセオリーだろう。だが、パートナーと優は私の性格を熟知しているがゆえに、あえて逆の選択をした。我に返ったとき、仕事に穴をあけたと知れば、私は自責の念に駆られるだろう。また、その理由が精神疾患であった場合、今後の仕事に差し障《さわ》るかもしれない。そうなれば、さらに自分を追い込みかねない。そう判断したふたりは、優の人格のままバスに乗り込み、車内で仮眠を取り、目的地付近でパートナーが私を起こす計画のもとに動いた。

私の実名を呼ぶ人間は、今やほとんどいない。離婚時に、それまで付き合いのあった人の大半と関係を断ち切った。家族、親戚共に絶縁しており、私の実名を日常的に呼ぶのは、パートナーひとりだけだ。それが要因であるかは定かではないが、彼の声で呼ばれると、私自身の意識が目覚めることが多い。ひどく眠い、起きたくない、と感じることもある。それでも、彼に呼ばれると「起きなきゃ」と思う。

私の記憶が欠けているあいだに、これだけのことがあったのか。パートナーの話を聞くたび、いつもそう思う。パートナーと交代人格が連携を図り、どうにか私の生活を支えてくれているからこそ生活が成り立っている。でも、その詳細を表に出すことが、私はずっと怖かった。もしもクライアントがこの事実を知れば、「この人にはもう仕事は頼めない」と思われるかもしれない。「関わらないほうがいい」と判断されるかもしれない。これまで、障害や精神疾患を理由にさまざまな差別や偏見に晒されてきた。そのため、「知られること」への恐怖心がどうしても拭えない。

突発的に襲ってくる希死念慮やフラッシュバックは、本人も周りも制御不能である。解離や自殺企図の前には、大抵強いフラッシュバックがある。それを引き金として解離が起こり、そのあとはいつも酷い頭痛に襲われる。鎮痛剤と頓服を飲み、数時間眠ることができれば多少は回復する。だが、解離のたびにのんびり休息を取っている暇はない。私には、帰る実家もなければ頼れる親戚もいない。逃げる場所のない人間は、どんな状況にあろうとも働かなければ生きていけない。どんなに「つらい」と泣き叫ぼうとも、「もう嫌だ」と喚こうとも、家賃も光熱費も食費も、空から降ってはこないのだ。

「生活保護」という選択肢を、私は持ち得ない。扶養照会*の撤廃が叫ばれて久しいが、私の生育環境を告知してもなお、「百パーセント扶養照会をされない」保証は、現状ない。また、車なしでの生活が実質不可能な地域に住んでおり、離れて暮らす子どもとの交流に必要不可欠であるため、自家用車を手放せない。そして、少なからず貯金がある。預金残高が最低限に落ち込んでからでなければ、生活保護は申請できない。だが、預金残高が一桁の状況で万が一にも生活保護申請が却下されれば、その瞬間に私は詰む。

私は、障害年金二級を受給している。だが、月々の受給金額は、月に換算すると約七万円である。家賃と健康保険税を支払うだけで消えてしまう金額では、生きていくには到底足りない。生きるためには、働くしかないのだ。少なくとも、今のこの国の制度では、実家を頼れない虐待サバイバーが後遺症を理由に休養できる環境は手に入らない。仕事は好きだ。「書いて生きる」は、私の夢だった。だが、後遺症に割かれるエネルギー量が凄まじく、「がんばりたい」という意欲だけでは、削られる体力と精神力をまかないきれない。

仕事がある。信頼のおけるパートナーがいる。安心して暮らせる家がある。大切な息子たちがすこやかに生きている。これだけのものを持っていても、ふとした拍子に考えてしまう。もしも私が、二十四時間三百六十五日、自分の意識を保ったままで生きられたなら、諦めずに済んだことがどれほどあっただろう、と。大半の人は、記憶が飛ぶこともなければ、人格が入れ替わることもない。二十四時間を、自分の意のままに生きている。当然、嫌なこともあればつらいこともあるだろう。ただ、レモンスカッシュが嫌いなのに頼む人はいないだろうし、食べたいと思って頼んだカレーが知らぬ間に空になっていることもないはずだ。それが「当たり前」の世界で生きたいと、つい願ってしまう。

解離性同一性障害でなくても、人にはさまざまな顔がある。けれど、だいたいの人は「どれも自分なんだ」と認めることができるし、それがアイデンティティを持つということでもあると思う。でも、haruにはそれができない。

解離性同一性障害の当事者であるharu氏によるエッセイ『ぼくが13人の人生を生きるには身体《からだ》がたりない。』（河出書房新社）の一節である。こちらの文章は、交代人格の洋祐さんが綴ったものだ。交代人格の存在は、性格における二面性などとは別次元の話で、身体こそ同一だが個々の特性は大きく異なる。TPOに合わせて必要な顔をつくることは誰でもあるだろう。だが、それと解離性同一性障害を同一のものとして捉えるのは、障害による困難を矮小化することにつながる。

「涼は口は悪いけど、なんだかんだでお前を心配してんだよ」

パートナーは、いつもそう言う。私も、そう思う。それは、涼だけではない。彼らは、いつだって私の身を案じて動いてくれている。だから、こんなふうに思うのは恩知らずなんだろう。「出てこないでくれ」と、「私のままでいさせてくれ」と、そう願ってしまうのは、彼らに対してあまりに失礼だ。頭では理解している。だが、心と頭は別もので、心はいつも身勝手に駄々をこねる。

「あ、あと涼が言ってたんだけど」

「まだなんか文句あるの？」

若干不機嫌な声でそう問いかけた私に、パートナーは「違うよ」と笑いながら応えた。

「桜が、ビー玉ほしいって。メーダさん（我が家で育てているメダカたちの名前である）の水槽にビー玉あげちゃったから、桜のがなくなっちゃった、って」

思いがけずかわいらしいお願いが降ってきて、不貞腐《ふてくさ》れていた顔がわずかに綻ぶ。

「メーダさんの水槽から少しもらって洗えばいいじゃんって言ったんだけどさ。それはダメなんだって」

「なんで？」

「一度あげたものはメーダさんのものだから。取り上げたらメーダさんが可哀想だから、ってさ」

そう言って笑うパートナーが、まるで愛しい娘の話をする父親のようで、その顔を見ていたら、心に水が満ちる音がした。乾ききった土は、水分を吸い込めない。でも、彼は毎日少しずつ水をくれる。そのおかげで、私の心は水を吸い込めるようになった。過去、乾いてひりついていた場所で、ちゃぷちゃぷと音がする。その音を聞くたび、私は「幸せだ」と思う。

翌日、桜のビー玉を買いに百円均一ショップを訪れた。緑色のネットに入ったビー玉を二つ、それぞれ違う模様のものを購入し、桜の玩具箱《おもちゃ》に入れた。ちなみに桜の玩具箱は、私の次男と共有している。次男は、それを自分だけの玩具箱だと思っている。母が時折五歳になることを、息子たちは知らない。

桜が遊ぶより先に、次男がビー玉を見つけた。「きれいだねぇ」とビー玉を光に透かして見る次男の顔は、この世界を〝安心できる場所〟だと信じきっていた。桜も、今はこういう顔で日々を過ごせているといい。そう願いながら、「そうだね。きれいだね」と私も笑った。よく晴れた、少し暑い春の日だった。カエルと鳥の声が混ざり合う空に、きらきらと光るビー玉と、小さな手のひらがひとつ。それを眺める私の顔も、きっと〝世界を信じている〟人の顔をしていたと思う。

＊扶養照会：生活保護の申請を希望する者の親族が、申請者を経済的に扶養できる状況にあるかどうかを調べる制度のこと。生活保護を申請する際には、原則必ず扶養照会が行なわれる。扶養照会の対象は三親等以内の親族と定められており、主に文書で質問事項が寄せられる。虐待やDV被害などが明確である場合、扶養照会を行なわないこととされているが、被害を定める基準や窓口の対応が自治体によってバラつきがあるため、扶養照会制度がある以上、生活保護を申請できないと感じる虐待・DV被害者は現在も多数存在する。

いつかみんなでごはんを

文章を書くことを生業とするようになってから、同じように物書きとして生きる方々との交流が生まれた。ライター、作家、エッセイスト、ジャーナリストとジャンルこそさまざまだが、どなたも自分の仕事に矜持《きょうじ》を持って取り組んでいる。その中のひとりである上田聡子さんとは、ＳＮＳ上で言葉を交わし合ううちに親しくなった。長い時間をかけて、徐々に心の深い部分を見せ合ってきた彼女とは、今年ようやく対面で会う約束を果たした。

『金沢 洋食屋なかまど物語』（ＰＨＰ研究所）なる小説が、彼女の作品との最初の出会いであった。その後、雑誌に掲載された書評やnoteに綴られたエッセイなど、彼女の文章に触れるたび、書き手である彼女自身の温かさを感じてきた。だから、彼女が絵本の制作に携わると聞き、ご縁あって作品を手元にお迎えできたときは心から嬉しかった。

『ゆきのひのふろふきだいこん』(鈴木出版)——これが、上田さんが文章を担当した絵本のタイトルである。表紙には、大きな土鍋いっぱいにほっくりと煮えたふろふき大根が描かれている。おばあさんを亡くし、雪山のふもとにひとりで暮らすおじいさんのもとに、かわるがわる動物たちが訪れる。動物たちは畑の大根をわけてほしいと頼む代わりに、おじいさんにふろふき大根用の味噌を手渡す。くるみ味噌、肉味噌など、異なる風味の味噌を味見したおじいさんは、その味が今は亡きおばあさんのものと同じであることに気付く。寒い冬、温かい手料理と共に思い出の味を噛みしめる時間は、凍えた体を温めてくれる。本書には、家族の絆と懐かしい味わいが穏やかに染み込んでいる。

交代人格の桜が絵本を好むことは、すでに綴った通りである。本書をお迎えして、案の定桜は大層喜んだ。寂しがりやの桜は、ひとりきりの時間を好まない。だが、生活がある以上パートナーも毎日家にとどまるわけにはいかず、仕事に出る時間帯はどうしても私ひとりになる。絵本は、桜にとって寂しさを紛らわすものであり、話し相手であり、友人でもある。

交代後、誰が表に出ていたかをすぐに察知するのは基本的に難しい。だが、桜の場合は枕元に絵本が置いてあるので、自然と「桜だったんだな」とわかる。新しい絵本はすぐに桜のお気に入りとなり、パートナーも「よんで」とせがまれ、慣れない読み聞かせを行なった。その様をこの目で見られないことを口惜しく思う。彼は昔から子どもが好きで、幼子が元気に走り回っている様を目を細めて眺めている人だった。きっと、優しい口調で物語を読み聞かせるのだろう。桜はその声に安心して、うとうとと眠るのだろう。体は私のままで、しかし五歳の桜は指をしゃぶり、友人からもらった抱き枕を片時も離さない。ネムちゃんと名付けられた抱き枕をぎゅうと握りしめ、絵本の余韻に浸《ひた》りながら微睡《まどろ》む時間は、この上ない至福であろう。

「おじいさんはね、おばあさんがだいすきなの。それでね、おばあさんもね、おじいさんがだいすきなの。なかよしなの」

『ゆきのひのふろふきだいこん』を読んだのち、桜はそう言ったという。家族が仲良くあること、互いを想い合う姿に、桜は強く惹かれる。それは一種の羨望《せんぼう》でもあるのだろうが、彼女は根本的に争いを好まず、人同士が笑い合う光景に安堵するタイプの子どもだ。そんな桜にとって、本書は穏やかな安心をもたらしてくれる作品となった。

「えほんにおなまえ、かかなきゃね」

桜がそう言っていたとパートナーから聞いたとき、私たちはその微笑《ほほえ》ましさに笑い合った。だが、絵本の名前欄は未だに空欄のままである。誰の名前を書くかパートナーと話し合ったものの、結論が出なかったのだ。心情的には、「さくら」と書きたい。その点において、私たちの意見は一致している。しかし、そうなると息子たちへの説明が必要になる。次男は今でも絵本を好んで読み、夜眠る前は高頻度で読み聞かせをせがまれる。彼が本書を見つけた際、必ず問われるだろう。「さくらって誰？」と。我が家にある絵本は基本的に無記名だが、外に持ち出す際は長男か次男の名前を記すのがセオリーである。かといって、彼らや私本人の名前を書き込むのも躊躇われた。この絵本は、「桜の」絵本だ。作品をお迎えできたとき、私の脳裏に真っ先に浮かんだのは「桜が喜ぶだろうな」という期待だった。そして、予想通りに彼女は本書をお気に入りと定めた。本と人は一期一会で、呼ばれるように出会った作品は、いつしか持ち手のお守りになる。この当時、私のメンタルはひどく不安定な状態にあった。それゆえ、桜本人もまた、不安定になりがちであった。そんな桜のお守りとなるであろう作品に、彼女以外の名前を書きたくなかった。

桜の存在を、ひいては交代人格の存在を隠さねばならないことを、寂しく思う。息子たちに何もかも打ち明けられたら、どれほど楽だろう。

「この絵本は、桜のものだよ。今はまだお名前は書けないけど、いつか書けるときがきたら、ちゃんと書くからね」

声に出してそう言ったが、返事はなかった。せめて桜とだけでも話せたらいいのに。これまで何度も感じてきた歯痒《はがゆ》さを、この日、改めて痛感した。

絵本をお迎えした数日後、パートナーがふろふき大根をつくってくれた。

「あれ読んだら、無性に食べたくなって」

そう言って笑う彼は、絵本に出てくるおじいさんと同じように優しい顔をしていた。ほっくりと煮えた大根に箸を入れると、スッと身が割れる。丸いフォルムと香りたつ出し汁《だじる》の湯気に思わず顔を綻ばせる私に、彼がぽつりと呟いた。

「みんなで、飯食えたらいいのにな」

「みんな」が誰を指すのか、問うまでもなかった。口の中でほろほろと崩れる大根の甘さを噛みしめながら、絵本の結末を思い出し、泣きたいような笑いたいような気持ちで、静かに頷いた。ふろふき大根はみずみずしくて、温かくて、どこまでも優しい味がした。

〝怒り〟の瞬発力を養う

毎日少しずつ、「思った瞬間に思ったことを伝える」練習をしている。これは、精神科の主治医からもらったアドバイスをもとに行なっている行動療法なのだが、正直に言うとひどく疲れる。

「嫌だなあと思うことがあっても、その場ではなぜか何も言えなくて、しかも相手に合わせるようなことまで言ってしまうんです。でも、あとになるとどんどん悔しくなってきて。なんであんなこと言われなきゃいけなかったんだろう、なんで言い返せなかったんだろうって、すごくモヤモヤしてしまって」

俯いてそう言う私に、主治医はこともなげに言った。

「碧月さんがそうなるのは、当然のことです。「嫌だ」と感じても、それをのみこむことでしか安全を得られない環境で育っているんですから。嫌なことを「嫌だ」と言えば、怖いことが起きる。その刷り込みが強く残っているんです。でもそれは、碧月さんのせいではありません」

先生は、事あるごとに「あなたは悪くない」と言ってくれる。その一言が、毎月の診察ごとにじわじわと私の中に染み込んでいく。

「少しずつ、練習をしましょう。まずは、信頼のおけるパートナーさんを相手に練習するのがいいでしょう。いきなり怒るのは、怒るほうも怒られるほうもハードルが高いです。だから、「今のはちょっと嫌だったなぁ」みたいな言い方からはじめてみるといいかもしれません。「これからはこうしてほしい」、「こういう言い方に変えてほしい」と、自分が望むことを口に出すのも大事ですよ」

先生はそう言って、いつもの台詞を繰り返した。

「ゆっくりいきましょう」

虐待の後遺症による認知の歪みを正すには、想像を絶する時間がかかる。頭では理解していても、心はつい焦ってしまう。この歪みにつけこまれる屈辱的な体験を、もう二度と味わいたくない。「瞬時に怒れない」「拒絶できない」特性は、それを知る相手が悪用しようと思えばいくらでもできる。

二〇二二年の四月、私はこの特性につけこまれるかたちで性暴力被害に遭った。いわゆる、エントラップメント型性暴力被害*である。相手は、幼少期より性虐待を受けていた私の過去を知っていた。その上で、「友達だから何もしない」と明言し、私を家飲みに誘った。私は、ネット上にあるプラットフォームや各メディアで、自身の虐待体験や後遺症について、四年にわたり書き続けてきた。相手は、それらの記事を何度も「読みました」と言ってくれた。プラットフォーム上の記事に対して、投げ銭（サポート）までしてくれたこともある。ほかの友人を交えてZoomで歓談したこともあり、SNS上での交流は実に二年以上にも及んだ。そういう人が「何もしない」というのなら、その言葉に嘘はないはずだ。私は、そう信じた。しかし、結果は違った。私は、相手に性行為を迫られ、避妊なしで挿入された。その後、パートナーと共に事件現場近くの警察署に赴いたが、被害届は受理されなかった。

「明確な拒絶をしていない」

「虐待による後遺症があるとのことだが、重度の障害があるようには見えない（よって、拒絶は可能だったはずだ）」

これが、被害届を受理してもらえなかった理由だ。その後、弁護士さんを通じて民事で交渉を一年間続けたが、結局相手は一切反省の意を示さず、あくまでも「合意の上の行為だった」と主張した。私には特定のパートナーがいて、彼以外との身体接触を望まないことを知っていたにもかかわらずだ。そもそも、会う前に「何もしない」と約束したあの言葉はどこにいってしまったのか。相手方の言い分は、到底納得できるものではなかった。

「拒絶をしたら殴られる、蹴られる、タバコの火を押し付けられる。そういう環境で育ったんです。だから、拒絶することができなかったんです」

警察で、何度も何度もそう訴えた。幼少期からの性虐待が原因で、解離性同一性障害を患っていること、人格が交代しているあいだの記憶は保持できないこと、双極性障害も同時に併発しており、障害年金を受給していること。それらを伝えてもなお、私の障害は「軽度」と見做《みな》され、「抗拒不能」になるほどのトラウマを抱えているとは認めてもらえなかった。

恐怖は、ある一線を通り越すと心が麻痺を起こす。私の場合は、その結果ほかの人格が生み出された。痛みに耐え切れなければ、心を殺せばいい。そうすれば、何も感じない。痛くない。覚えていない。拒絶よりも諦めを、抵抗よりも虚脱を。そうやって生き延びてきた私の半生は、「一人で悩まず、まず相談を」と書かれたポスターに映る制服を纏《まと》った人たちには、どうやら「理解できない」代物であるらしい。

性暴力被害当事者として、被害経験とその後の後遺症を赤裸々に綴った小松原織香《おりか》氏による『当事者は嘘をつく』（筑摩書房）に、こんな統計が紹介されていた。

二〇二〇（令和二）年度の内閣府調査では、むりやり性交された男女のうち、警察に相談したのは五・六パーセントであり、ほとんどの被害者は刑事司法制度にアクセスすらしていない。「性犯罪」の語の規定では、大多数の被害者がこぼれ落ちてしまうのである。

性暴力事案において、刑事司法制度へのアクセス率が極端に低いのは、被害を訴え出ても私のように警察から二次加害を受けるケースが多いことが起因しているように思う。法廷で裁かれる性犯罪はごくわずかであり、仮に裁判にたどり着いて有罪になったとしても、刑期は被害者が望むよりはるかに短い。そのため、加害者からの復讐を恐れて訴えを取り下げる被害者も少なくない。大多数の被害者がこぼれ落ちる制度の歪みに、加害者はつけこむ。その点を多くの識者が再三指摘してきたことで、刑法の法改正が進み、被害者秘匿制度（性犯罪などの一定の事件において、被害者の実名や住所などの個人情報を被疑者・被告人に対して秘匿する制度）も創設された。ただ、さまざまな要因が重なり、セーフティネットから漏れてしまう被害者もいる。

警察で被害届が不受理になったのち、民事交渉でお世話になった弁護士の先生が伝えてくれた言葉を今でも覚えている。

「再犯防止に努めるべきは、本来被害者ではありません。被害者にその責務はなく、まずは自身の回復を最優先にしてほしい。そして、何をもってして被害回復とするかは、人によります」

自分にとっての被害回復とは何か。この二年、ずっと考え続けている。加害者を罰することもできず、慰謝料の支払いを求めることさえ諦めた。それでも、私の被害は、弁護士の先生が真摯に向き合ってくれたことで、ずいぶんと回復できたように思う。先生は、性犯罪における刑法改正に尽力されている方のひとりである。私が受けた行為を「被害です」

と言い切ってくれた。現実には、フィクションのようなわかりやすい救いもなければ、スカッとする大どんでん返しもない。だが、先生が私の話を信じてくれたことは、私にとって間違いなく救いであった。だからこそ思う。もう二度と、同じ目には遭いたくない。誰にも、同じ目に遭ってほしくない。

診察時、主治医がくれたアドバイスの中で、「自分が望むことを口にするのも大事」という一言があった。それを伝えるのは、「嫌だった」と拒絶の意志を伝えるよりもハードルが低いように思われた。そのため、まずはそちらから練習してみようと心に決めた。

後日、諸々のストレスから一気に増えた白髪を染めるため、美容院に出かけた。その際、シャンプー時の水温が、いつもよりずいぶんと冷たかった。我慢しようと思えばできないこともない。でも、その日は気温が低く、この水温で洗われ続けたら風邪をひいてしまいそうだった。いつもの私ならこういうとき、つい我慢をしてしまう。刷り込みというのは本当に恐ろしいもので、どんなに不快でも「我慢することが正義」と叩き込まれて育つと、それ以外の選択肢は脳内から一切排除される。結果、「なんでも言うことを聞いてしまうロボット」の完成だ。当然ながら、こんなものは教育ではない。不要な我慢なんて「できない」ほうがいい。そのほうが圧倒的に、人生イージーモードである。

シャンプー台の上で一分ほど逡巡したのち、私は動悸《どうき》を堪えながら小さな声で伝えた。「すみません……あの、お湯の温度を少しだけ上げてもらうことってできますか。すみません、ほんとに」

何も悪くないのに「すみません」を繰り返す自分を、もうひとりの自分が見下ろして「バカみたい」と思っている。しかし、この台詞を口にするだけで心拍数が上がる私は、下手《したて》に出る言葉を添えなければ、とてもじゃないが言い出せない。店員さんは、慌てて申し訳なさそうに謝ってくれた。そして、すぐさまお湯の温度を上げてくれた。水温の冷たさと緊張で固まっていた私の上半身が、その瞬間、ゆるりとほどけた。

言えた。ちゃんと言えた。「こうしてほしい」と言えた。そんな小さな喜びが、体の中でダンスしていた。

小さな成功体験を積んだ私は、高揚した気分に任せて、美容院後にとある喫茶店を訪れた。ＳＮＳで見かけて、以前から気になっていたお店だった。古民家風の洒落《しゃれ》た店内は、私の好みど真ん中であった。やわらかな光のあたる窓際の席に通され、以前コラムを執筆した映画『窓辺にて』の情景を思い出していた。

『窓辺にて』に登場する人物たちは、みな個性的だった。なかでも小説家の留亜《るあ》の存在感は、とりわけ際立っていた。留亜の言葉が、折につけ脳裏をよぎる。

全部は書かないですよね。全部書きますかね。（映画「窓辺にて」より引用）

そう。全部なんて書かない。いや、書けない。全部を書けたら、どれほど楽だろう。そう思うことばっかりだ。このエッセイだって、「全部」なんて書いていない。伝えたい事柄や思いだけを抜き取り、読み手にどう届くかを無意識に計算して書いている。浅ましい、と思う。でも、浅ましい自分を直視し続ける胆力《たんりょく》がなければ、物書きなんてやっていられない。

訪れた喫茶店は本当に素敵な空間だったが、いかんせん寒かった。なぜなら、窓際の席に案内された直後、「換気をしますね」と窓を開けられたからである。北風の強い日だった。窓の開け口は、私の顔前であった。ほかの席はがらんと空いていて、温かそうなストーブがそばにある席もあれば、窓から死角になっている席もある。それなのになぜか、私は窓の開放口の真ん前に通され、北風を浴び続けた。コートを着て、マフラーをした。それでも寒かった。

「寒いので、席を変えてもらえませんか」

その一言を言おうか言うまいか、美容院のときよりもだいぶ長く逡巡していた。しかし、寒さに堪えきれず、私は重い口を開き店員さんを呼び止めた。

「あの、寒いので席を……」

そこまで言った段階で、店員さんの鋭い声が返ってきた。

「コロナの問題があるので、換気しなければいけないので！」

ピシャリとそう言われて背を向けられ、私は「席を」の続きを発することができなくなった。挙句、小さな声で「すみません」とまで言ってしまった。私は一体、何に謝っているんだろう。そう思ったけれど、相手の感情に怒りや不快が含まれていることを察知すると、条件反射的に謝ってしまう。小さくため息をつき、泣きたいような気持ちでプリンを食べた。プリンも珈琲もとてもおいしかったけれど、心はしょんぼり沈んでしまった。

思ったことを思った瞬間に伝えるのは、本当に難しい。あとからこうして文章に書くのはことのほか容易《たやす》いのに、どうしてその瞬間に言葉にできないのだろう。拙いながらも言葉にしようとしても、途中で言葉を遮られてしまうと、そこで喉が塞がってしまう。言おうと思っていたことが、頭からきれいさっぱり吹き飛んでしまう。お会計のとき、不満を伝えようか迷った。でもやっぱり、言えなかった。

帰り道、自然と海に足が向いた。昔から、嫌なことがあると海に行く。漂う波間は穏やかで、砂浜で小さな子どもを連れた家族が波追いをして遊んでいた。子どもの笑い声が、空に響く。その声を聞いているうちに、意識が遠のいた。重い疲労感が全身を包み、脳内に靄《もや》がかかっていた。不快なことを黙って我慢するほうが楽で、我慢しないほうが疲れるだなんて、やっぱり私は歪んでいる。自嘲気味にそう思ったところで、先生の声が蘇《よみがえ》った。

「それは、碧月さんのせいではありません」

その言葉を抱きしめながら、意識を手放した。気が付けば、自宅に帰り着いていた。交代人格の優が、帰り道を運転してくれたらしい。台所には、カフェオレのペットボトルがあった。私はブラックしか飲まないが、私以外の人格たちはカフェオレを選ぶ傾向にある。胃痛持ちのくせにブラックコーヒーを好む私に代わり、彼らは少しでも刺激を和らげようと努めてくれているらしい。そのことでよく小言を言われると、パートナーが言っていた。

「私だって本当はブラックのほうが好きなのに」

そうこぼす優の愚痴を笑って受け流すパートナーと、諦めたように笑い返す優の表情を、私は知らない。顔は同じでも、声も表情もまるで違うのだとパートナーは言う。私のことなのに、私よりパートナーのほうが詳細を把握しているなんて、どうにも変な感じだ。


「思った瞬間に思ったことを伝える練習」は、日々一進一退を繰り返している。えいっと気負わなくても言いたいことを言えるようになる日が、私にもくるのだろうか。今はまだ、とてもじゃないが想像できない。でも、「このままでは嫌だ」と強く思う。〝怒りの瞬発力〟とでも言うべきか。嫌なものに対し、即座に「嫌です」と伝えられる力が、私は今、切実に欲しい。それがあれば、失わずに済んだものがある。抉られずに済んだ傷がある。その傷口は、未だ塞がらない。でも、僅かずつでも瘡蓋《かさぶた》ができているように思う。

ひとつだけ誤解のないように言い添えると、性暴力被害において、「拒絶できなかった被害者」側に一切落ち度はない。「拒絶できなかった」から被害に遭ったんじゃない。「相手の同意を得ずに性行為に及んだ」加害者が百パーセント悪いのだ。そこを、勘違いしてほしくない。ただ、私自身が今後の人生において、瞬間的に「NO」を告げられる人間でありたいと望んでいる。それだけの話だ。

仕事から帰ってきたパートナーに、喫茶店での出来事を話した。すると、彼は苦笑しながらこう言った。

「俺だったら、「換気が必要なのはわかるけど、だったらもっと別の温かい席に案内してくれればいいんじゃないですか。こんな窓の真ん前じゃ、寒くていられないんですけど」って言っちゃうけどな。それくらい、普通に言っていいのに」

「言いたかったよ、私だって」

少し、声が震えた。続けて放った台詞は意図せず大きな声が出てしまい、そのことに自分でもたじろいだ。

「言いたかったけど、でも言えなくて。そういうのを少しずつ言えるように練習しているんだって、先生とそういう話をしたんだって、言ったでしょう？　美容院では言えたんだよ。でも、喫茶店では言えなくて、それが悔しくて悲しかったの。その気持ちを聞いてほしかっただけなの。これまでは言わずにのみこむ方法しか知らなくて、それを口にするのって、すごく疲れるし怖いんだよ。言っていいのはわかってる。言えたほうがいいのもわかってる。でも私には簡単じゃないの。こんな当たり前のことさえ、簡単じゃないの！　だから、「なんでそれくらい普通に言えないの」みたいな言い方しないでよ!!」

パートナーは少し驚いた顔をして、ちょっとだけ黙ってから「ごめん」と言った。そうして、私の背中を柔らかく撫《な》でてくれた。

「そうだよな、お前にとっては簡単じゃないよな。でも、ちゃんと言えたじゃん。俺には言えたじゃん。それでいいんだよ。お前はもっと怒っていいし、言いたいこと言っていいんだよ。お前は、ちゃんとがんばってるよ」

「嫌だった」と言ったら、「ごめんね」と返す。今一緒に住んでいるパートナーはそういう人で、決して「それくらいで傷つくなんて」とは言わない。そんな彼が伝えてくれる言葉は、いつだって私の存在そのものを肯定してくれる。

それでいいんだよ。

その一言だけで、さっきまで萎《しぼ》んでいた心が僅かに膨らんだ。それを「幸福」と呼ぶのは、いささか大袈裟《おおげさ》だろうか。そんなことはないと、そう思いたい。負の感情は、拒絶されることが多い。どんなに言い方を変えても、どんなに丁寧に伝えても、相手が「聞きたくない」と耳を塞げばそれまでだ。しかし、彼は私の負の感情を受け入れてくれる。「その言い方は嫌だ」と伝えたら、「そうだよね、ごめん」と己を省みてくれる。それは、とても幸せなことだ。嬉しいことだ。

ふと思った。こういうキャッチボールがうまくいかずに悩むのは、何もサバイバーだけではないのかもしれない、と。伝えたいのに黙り込んでしまう。謝りたいのにプライドが邪魔をする。言いたい言葉が出てこなくて、余計な言葉ばかりが突いて出てくる。人間関係の悩みの大半は、こういうボタンの掛け違いなのかもしれない。だからこそ、相手とのあいだに上下関係がある場合は、より一層の配慮が必要になるだろう。「思っているなら言えばいい」は、「意見を言っても立場が悪くならない」側の理屈である。言えるものなら言っている。言えないから悩んでいるのだと、心中で叫んでいる人も多かろう。

「YES」を伝えるのは簡単だ。口角を上げて、「あなたのおっしゃる通りです」と言っているあいだは、相手の機嫌を損なうことはない。だが、それだけでは守れないものがある。自尊心や人権を侵害されてまで笑顔を保つ必要はないし、正々堂々怒っていい。もっと小さな話をすれば、お金を払って入店したお店でぞんざいに扱われたら、毅然と異を唱えていいはずだ。お客様は神様じゃない。ただの人だ。だから、お店の人に感謝はするべきだけど、媚《こ》びへつらう必要もない。四十歳を過ぎて、ようやくそのことに気付けた。

ほかの人から見れば、吹けば飛ぶような変化かもしれない。でも、私にとっては大きな変化だ。子どもの頃にむしり取られたパーツを、ひとつずつ取り戻している。すべてを揃えるには、長い時間がかかるだろう。すべてを見つけられなくとも、それはそれでいい。ただ、「ないと困る」パーツだけは、ゆっくりでも補完していきたい。

あの喫茶店には、きっともう二度と行かない。でも、もしまた同じようなことがあったら、今度はちゃんと最後まで言葉にしようと思う。「ほかの席に変えてほしい」と。「温かい席でプリンが食べたい」と。

然《さ》もないことだ。でも、こういう然もないお願いさえも、許されない子ども時代だった。だからこそ、諦めたくない。

温かい店内で、安心してプリンを頬張る。その幸福を手に入れられたら、私はまた一歩、前に進める気がする。

＊エントラップメント型性暴力被害：加害者と被害者のあいだにある上下関係（会社の上司など）や、知人である安心感を利用して、徐々に被害者の逃げ道を塞ぎ、性交を強要するかたちで行なわれる性暴力被害のこと。「エントラップメント」は「罠」という意味で、被害者からすると罠にはめられたような屈辱を伴う卑劣かつ悪質な性犯罪の手口である。加害者が顔見知りで被害現場が密室であった場合、多くの加害者は「合意だった」と主張する。言い逃れのために主張する加害者がいる一方、本当に「合意だった」と思い込んでいる加害者も一定数存在する。加害者側が、自身が持つ優位性や権力構造に自覚的であること、性的同意の正しい知識を学ぶ姿勢を持つことが、エントラップメント型性暴力被害を防ぐためにもっとも重要である。

食べることは生きること

先に書いた通り、二〇二二年の春、知人の男性からエントラップメント型の性暴力を受けた。その後、私は足元から崩れ落ちるように日常を失った。解離を頻発し、私が表に出ているあいだは、食事を摂ることさえままならなかった。無理に食べると吐いてしまい、何を見ても「食べたい」と思えなかった。食べることは生きることなのだと、つくづく思い知らされる。このときの私は、毎日死にたいと思っていた。生きることを放棄した心は、三大欲求さえも忘れてしまうらしい。

そんな私を心配して、ある友人が遠方から駆けつけてくれた。神戸に住まうその人は、私にとって姉のような存在である。互いに同じ時期から文章を書きはじめた彼女とは、交流をはじめてすぐに意気投合した。それから数回にわたり対面でお会いして、食事や会話を重ねるごとに私はどんどん彼女を好きになっていった。「竹を割ったような性格」という表現は、彼女のためにある言葉だと思う。嘘が嫌いで、豪快で、懐が深くて、情に厚い。私の被害を知ったとき、彼女は私以上の剣幕で怒り狂った。冷静沈着に「どうやって加害者に事の重大さを思い知らせるべきか」を思案し、それを一つずつ着実に実行していく胆力に、彼女の怒りが表れていた。

「とにかく、食べなきゃ」

そう言った彼女は、土鍋と食材、調味料持参で我が家を訪れた。業者並みの装備を目にして、私は思わず破顔した。彼女の得意料理は幅広いが、土鍋で炊くご飯は特に絶品である。以前、彼女の自宅に宿泊した際、朝食に土鍋ご飯をご馳走になった。あんなに美味しい卵かけご飯を食べたのは、生まれてはじめてだった。

我が家の台所に立った友人は、手慣れた様子でテキパキと食事の用意をはじめた。日頃、貸しスペースなどで料理をつくることをライフワークとしている彼女は、自宅以外の場所で料理をつくることに慣れている。分厚い鰹節《かつおぶし》で出汁を取ったお味噌汁と、カツオと鯛《たい》のお刺身、冷やしトマトと野菜の糠《ぬか》漬け、最後に炊き立ての土鍋ご飯と、黄身がぷっくり膨らんだ生卵がテーブルに並んだ。

「美味しそう」

無意識に呟いた一言は、私の本能だった。忘れていた空腹がドッと押し寄せ、私は夢中でご飯をかきこんだ。口の中に、土鍋ご飯の素朴な味わいが広がる。卵を乗せれば、米の甘さにコクが加わり、さらに食が進む。お味噌汁を一口飲むと、体がじんわりと温まった。そこでようやく、私はもうずいぶん長いこと、体が冷え切っていたのだと気付いた。久方ぶりのまともな食事だったが、どれも消化に良い和食だったため、胃もたれを起こさずに済んだ。友人の細やかな心遣いが嬉しかった。

友人はこの日、我が家に一泊した。遅くまでなんやかんやと語り合い、共にベッドに体を横たえた途端、私はすんなり眠りに引き込まれた。お腹も心も満たされ、安堵感に包まれた私は、しかし悪夢にうなされた。悪夢やフラッシュバックは、現実の幸、不幸に関わりなく唐突に訪れる。子どもとディズニーランドではしゃいでいるとき、恋人とデートしているとき、仕事で嬉しい評価をもらえたとき、いずれも現実の私は幸福の只中にあるのに、脳内に突然蘇る記憶はヘドロのように「今」を覆い隠す。うなされているあいだ、友人の声が聞こえた気がした。「大丈夫だよ」とつないでくれた手のひらの温もりは、おそらく夢ではなかっただろう。

その先の記憶は、一時途切れている。気付いたら私はなぜか台所の床に横たわっており、その後盛大に嘔吐した。

私が嘔吐した原因は、涼にある。悪夢のあと、解離して涼に交代した私は、おもむろに起き上がり煙草に火を点けた。ベッドから起き上がる仕草、歩く足音などから、友人は「男性だ」とすぐに気付いたという。台所からライターの音がしたため、確信を持った彼女は起き上がり、涼に話しかけた。

「はじめまして。同じ部屋にいてもいい?」

台所の棚に背を預けて煙草を吸っていた涼は、「いいけど煙くない?」と確認したのち、友人と言葉を交わしはじめた。話の大半は、私の状況を心配する内容であった。

「ようやく落ち着いていたところだったのに、なんでまたこんなことになっちゃったんだろうな」

そう言って煙草をふかす涼は、怒りよりも悲しみの色が濃かったと友人は語る。

「色々、ありがとう」

食事を用意してくれたこと、遠方から駆けつけてくれたこと、これまでもずっと支えてくれていたこと、そのすべてを「色々」で済ませるあたりが、なんとも涼らしい。はじめての対面だったにもかかわらず、ふたりの会話は途切れることなく私本人が目を覚ますまで続いた。

目覚めたとき、台所の床の冷たさよりも、込み上げる吐き気に狼狽《うろた》えた。到底我慢しきれない嘔吐感が喉元にせり上がる。でも、目の前には食事をつくってくれた友人がいる。吐きたくない。でも、堪えきれない。

「ごめん、吐いちゃうかも」

そう言った私にすかさず手を貸し、流しにもたれかかれるよう支えてくれた彼女は、私の背中をさすりながら、「悪いものは全部出しちゃっていいんだよ」と言った。その言葉を聞きながら、私は静かに泣いた。

あたりに漂う煙草の匂いで、自分の吐き気の理由を知った。私自身は煙草を一切受け付けない体質で、交代前の人格が喫煙していた場合、強烈な吐き気に襲われる。友人には事前に私たちの体質の違いを話してあったので、説明は不要だった。吐くだけ吐いたあとは、妙にスッキリしていた。友人の言霊《ことだま》通り、悪いものも少なからず流れ出てくれたのかもしれない。

後日、涼が優に禁煙を言い渡されたことを知った。

「せっかくご飯食べれたのに！　あの子に代わったら吐き気がくるのわかっていてあんなにバカスカ吸って！　あり得ない!!」

パートナー曰く、優が怒ると誰よりも怖いらしい。涼はさまざまな抵抗を試みたものの、優の怒りはおさまらず、未だに禁煙は解かれていない。優はみんなのお母さんだが、特に私と桜を守らねばという使命感が強い。渋々でも優の言うことに従う涼もまた、優しい人なのだろう。

交代人格がいること、それにより体質がコロコロと変わることを、多くの人はすんなりとは受け止めてくれない。まずは疑いの目から入り、本当であることの証明を求められる。だが、友人は私の話を「そうなんだね」と受け止め、実際にそれが起こったときも「話で聞いていたから」と驚きも恐れもしなかった。私を危険人物と認識して離れていく人がいる一方で、彼女は解離を目の当たりにしても何ひとつ変わることなく、それまでと同じ距離感で私に接してくれた。

あの日、友人がつくってくれたご飯を私は吐き戻してしまったけれど、口にした美味しさ、温かさは体が覚えている。あれから、もうすぐ二年。昨年、アパートから庭付きの貸家に引っ越した私は、友人と同じ名前のブルーベリーの苗を植えた。

「なんか、守ってくれそうだよね」

土いじりをする私を見下ろし、パートナーはそう言って笑った。まだ小さな苗木だが、今年の春もしっかりと新芽を出した。これからもきっとすくすく育ち、やがて我が家のシンボルツリーとなるだろう。いつかまた友人と再会できた日には、共に実った果実を頬張りたい。酸味と甘みを味わいながら、友人が淹《い》れてくれる香り高い珈琲を飲む。そんな昼下がりを過ごせることを、私はひそかに楽しみにしている。

桜の庭

私は、今年で四十三歳になる。だが、交代人格の桜は五歳で行動や感情の起伏が危なっかしいため、外出を禁じられている。桜本人にも強い対人恐怖があることから、外出できないルールを彼女も自然と受け入れている。だが、桜は花や草木が好きで、「お花を見に行きたい」とたびたび口にしていた。以前、茨城県ひたちなか市にある国営ひたち海浜公園をパートナーと共に訪れたことがある。後日、桜が表に出てきたとき、彼女は夢中で絵を描いた。青い花が一面に広がる絵は、私とパートナーが息をのんで眺めたネモフィラの海そのものであった。

「おはなをみにいきたい。あおいおはな」

桜はよくパートナーにそう言い、彼は答えに窮していた。桜を広い外に連れ出してやりたい。好きなだけ花を見せて、その場で絵を描かせてあげたい。私もパートナーもそう願ったが、パニックに陥った際の彼女の様相を聞くにつけ、それはやはり難しいと諦めていた。息子たちには難なく叶えさせている願いを、私の中の女の子には我慢させている。そのことが、たまらなく歯痒かった。

二〇二三年の春、アパートから庭付きの貸家に引っ越しをした。庭のある生活は、私と桜の両者に良い影響をもたらした。私は元来ガーデニングが好きで、離婚前も自宅の庭に細々と手を入れていた。離婚後、アパートでの暮らしは自由で快適ではあったが、土いじりができないことは私にとってストレスだった。ベランダで小さな鉢植えを育ててはいたが、もっと思いっきり土を耕したい、草の匂いを吸い込みたいと常々思っていた。引っ越しを機にその願いが叶い、私は喜び勇んで庭の土を耕した。土を触ると、手のひらから毒素が抜けていくような心地がする。悲しいことがあったときほど、取り憑《つ》かれたように草を抜き、土を掘り返し、花がらを摘み、花やハーブの種を植えた。そうして育てた庭は、一年で少しずつかたちになってきた。まだまだ道半ばで、手を入れたい箇所は山のようにある。だが、いかんせん予算の問題もあり、ゆっくりでなければ進められない。

「パートナー同伴の上で、庭の中だけなら」と優が桜に外出許可を出したのは、引っ越しから数ヶ月が過ぎた頃だった。花が咲き、草木が揺れ、風が通る庭での時間を許された桜は、満面の笑みで「おそと、いく」と宣言した。

桜は庭で花を愛《め》で、テントウムシを眺め、草取りに夢中になった。小さな雑草さえも残さない腕前は見事で、パートナーが褒めると照れたように笑い、「おばあちゃんにも、くさとりじょうずっていわれた」と語った。私がまだ子どもだった頃は、桜も表に出ていたらしい。祖父母の家は山間部にあり、広い敷地を持つ農家だった。遊びに行くたびに草取りを手伝っていたのだが、その際、時折桜が表に出ていたようだ。祖父母の家にいるあいだは両親から離れられたので、桜も安心して過ごすことができたのだろう。

絵本が好きで、花が好きで、人を怖がるけれど相手が優しいとわかれば安心して懐《なつ》く。桜は至極普通の女の子で、自分の肉体を持たないことだけが唯一周りとは違う。違いを恐れるのは人の性《さが》だが、桜の話をパートナーから聞くたび、無闇に恐れないでほしいと思う。四十歳を過ぎた見た目の女性が子どものような振る舞いをすれば、周囲はおそらくぎょっとするだろう。だが、そのような症状を持つ障害は世界にあふれていて、当事者たちを自宅に閉じ込めることを解とする社会は、あまりにも悲しい。

庭で草いじりを楽しんだのち、パートナーがつくった食事をウッドデッキで食べた桜は、しみじみと呟いた。

「さくら、おそとでごはん、はじめて」

桜は五歳だが、もう三十五年以上、私の中で生きている。それなのに、昨年はじめて外で食事をする開放感を知った。彼女に知ってほしい世界、味わってほしい体験がたくさんある。一度にたくさんは無理かもしれない。だが、少しずつでも桜に「楽しい」や「嬉しい」を感じてほしい。

「あおいおはな、うえてね」

桜からの伝言をパートナーから聞いた私は、今春、彼女との約束を果たした。青いネモフィラと白いノースポール、色とりどりのアネモネ、少しずつ背丈を伸ばすチューリップ、俯きがちに笑うクリスマスローズ。花々の共演が美しい春、私は庭に出てこまめに写真を撮る。桜は毎日表に出られるわけではない。でも、写真があれば桜に見せることができる。

内側から見ているだろう、そうだといいと願いつつ、私は今日も、友人から譲り受けたデジカメを構える。

二度目のはじめまして

もう休ませてほしい。でも、生きなければ。知人から性被害を受けて以降、相反する感情が常に拮抗する状態が続いている。「生きたい」と揺るぎなく思える時間は、さほど多くない。大切な人たちに対する責任感が、私を生かしている。しかし、その気概は案外脆《もろ》いもので、ふとした拍子に呆気なく崩れ落ちる。その最たるものが、フラッシュバックと悪夢だ。眼前に蘇る記憶は、今の私をあっさりと食らう。食われているあいだ、私は呆然と横たわっている。動けず、声も出せず、脳内だけで叫ぶ悲鳴は誰にも届かない。父の顔と加害者の顔が交互に入れ替わり、やがて混ざり、二人が同時に私に触れている感覚に襲われる。それが今ではないことを理解できるときもあれば、できないときもある。理解できているときが楽なわけでは決してない。記憶に食われているのは「今」で、過去に侵食されている私は紛れもなく今を生きていて、今この瞬間が痛くてたまらないのに、その痛みを「過去のもの」として軽視されるたび、心の傷が鮮血を伴えばいいのに、と思う。血まみれで倒れている人間を見たら、ほとんどの人が救急車を呼ぶだろう。だが、記憶に蝕まれ、心が千切れそうなほどの痛みを抱えている人間には、なぜか周囲は平然とご高説を垂れ流す。透明な傷は、観客席からは実に軽症に見えるらしい。

昨年の夏、大波のようなフラッシュバックが唐突にやってきた。私にとってフラッシュバックは、押し寄せるほうの波ではなく、重い石をも引き摺り込む抗いきれない力を持つ引き波に近い。腕を噛み、頬を叩き、頭を床に打ち付けて痛覚で自我を保つ。しかし、この日の波はそれでも勢いを弱めず、むしろあらゆる記憶を連鎖的に連れてきた。これまで生きてきた中で、何度も何度も去来した思いが脳内を占拠する。疲れた。私はもう、疲れた。パートナーは仕事中で、私は自宅にひとりだった。仕事用のiPadに「ごめんなさい」の一言だけを残し、家を出た。彼に遺したい言葉はたくさんあったはずなのに、それだけしか書けなかった。「愛している」と書いたら、彼を縛ることになる気がした。

行き先は決まっていた。

「私が死んだら、海に散骨してほしい。お墓は要らない」

以前から、パートナーにそう伝えていた。はじめから海で死ねば、その手間を省けると思った。私は泳ぎが達者だが、夜の海は勝手が違う。夜の海には入るな、夜の山では動くな。そう口酸っぱく言い聞かせたのは、私の祖母だった。祖母は数年前に他界した。両親と絶縁している私は、祖母の葬儀にさえ出られなかった。

海に着いて少し経った頃、パートナーから電話があった。私は、出なかった。電話は、何度も何度も鳴った。繰り返し鳴り続ける単調なメロディを砂浜に置き去りにして、海に入った。胸元まで沈んだ体はあっという間に冷えきり、これでようやく解放される、楽になれる、と思った。でも、頭を沈める勇気が持てず、首まで沈んだ体を震わせながら、暗い海の中でバカみたいに突っ立っていた。数メートル先で鳴り続けるスマホの音が、不思議なほど鮮明に聞こえた。最後に、彼の声を聞きたい。そう思った時点で、私は本当は死ぬのが怖かったんだと今ならわかる。でも、そのときは自分の本心に気付けなかった。

「どこにいるの」

私が答えるまでその質問だけを繰り返す彼に、「海」と応えた。

「もう無理なの」

そう呟いた私に、彼はいろんなことを言った。私を生かすため、引き留めるため、感情を押し殺した冷静な声で、彼は根気強く私を説得した。しかし、私はそれらをすべて遮り、悲鳴に近い声で叫んだ。

「もう嫌なの。嫌なの！ なんで私なの。なんで、なんで私ばっかり!! がんばったよ。がんばってここまで生きてきたよ！ それなのになんで？ どうして私なのよ!!」

性虐待被害者と知りながら、私に避妊なしの性交を強いた男。「友達だから」と言った男。「信用してよ」と言った男。嘘で塗り固められた友情を信じた私は、二十年かけて再生してきた細胞すべてを破壊された。

どうして私なの。

両親に虐待されていた頃も、毎日同じことを思っていた。だから知っている。私が被害に遭ったことに理由などない。たまたま見つかった獲物が私だった。それだけのことだ。

パートナーは、叫ぶ私に「そうだよな」と言った。

「こんなの、酷いよな。もう全部嫌になるよな」

「うん」

うん、としか答えられなかった。スマホを持ったまま、海の中へと戻る。右腕以外の全身が波に浸ったところで、彼の声が変わった。

「でも、嫌だ」

それはまるで、迷子の子どものような声だった。

「お願いだから戻ってきて。嫌だ、嫌だ！」

彼の声が、息子のそれと重なった。息子たちが今の私を見たら、こんなふうに泣くのだろうと思った。そこでようやく、正気を取り戻した。迎えに来てくれた彼は、ずぶ濡れの私の腕を引いて車に乗せ、シートを倒して目を閉じるよう促した。強い力で私の手のひらを握り、「離さないで」と彼が言ったところまでは覚えている。気が付けば私は自宅に帰りついていて、着替えを済ませて布団に横たわっていた。交代した涼が「今のうちに帰るぞ」と言い、パートナーを後続にして運転したことをのちに聞いた。


その後も不安定な状態が続いた私を心配したパートナーは、交代人格と相談の上、私の友人を頼る決断をした。私をひとりきりにしないために、友人に泊まりに来てくれるよう頼んだのは、統率者の優であった。彼女がＬＩＮＥに残した文面をのちに読み返したとき、母のようだ、と感じた。実母にはなかった、純然たる庇護《ひご》。どこまでも私を守るためだけに存在する交代人格たちの思いは、私が想像していたよりもはるかに強いものなのだと知った。

優の頼みを受けて、長いあいだ寄り添ってくれていた友人が我が家に来てくれることが決まった。ＳＮＳやZoomなどオンライン上では数年にわたり交流があったものの、対面で会うのはこのときがはじめてで、その約束を取り付けたのが私自身ではなかったことが、少しだけ悔やまれる。

友人が私の家に泊まり込む際、友人の夫は快く送り出してくれたという。希死念慮が強く、精神的に不安定極まりない状態の私に会う。そのことを危惧した別の友人（ここではAさんとする）の夫は、「はるさんに会って絶対に安全だと言い切れる保証はあるの？」と言った。私がその発言を耳にしたのは性被害に遭った直後のことで、それが原因で私とAさんとの縁は呆気なく切れた。不安定な人間が突如豹変する様を想像し、怯える人間は多い。だが、その怯えを私自身に隠さない判断力のなさに、私はいつも絶望する。優のＳＯＳを受けて、我が家へと友人を快く送り出してくれた友人の夫と私とのあいだに、面識は一切なかった。一方、「安全だと言い切れる保証はあるの？」と言った人物とは、先方の自宅にて複数回面識があった。それまでどれだけ良好な関係を築いていようとも、「不安定な状態にある人間」に対する認識は、人により大きく揺らぐものらしい。このとき、Aさんは自分の夫の発言を「差別ではない」と認識していた。しかしながら、差別かどうかを決めるのは、いわずもがな、した側ではなくされた側である。

「大事な友達が大変なときなら、そばにいてあげて」

私の窮地にそう言ってくれたまだ見ぬ友人の夫に、私は今でもしみじみと感謝している。

私に代わり、優が最寄駅で友人を出迎えた。このときの私は、自分の人生をまっとうすることから逃げたくて仕方がなかった。起きたくない。ずっと眠っていたい。そう願っていたことをおぼろげに覚えている。交代しているあいだの記憶はすっぽりと抜け落ちているが、交代人格たちには私の泣き声や思念が聞こえるらしい。それゆえ、彼らは私以上に私のことを把握している。

「はじめまして」

友人にそう言った優の顔を、私は想像しきれない。だが、友人がどんな顔で笑ったかは想像できる。彼女はいつも、惜しみなく顔いっぱいに笑みを浮かべる。その様を見るたび、花のようだ、と思う。

友人と合流した優は、近場のカフェで食事をして、朝食用のパンを買い、自宅に戻った。カフェでふたりがどんな話をしたのか、詳細は知り得ない。だが、話題のほとんどが私のことであり、優はしきりに感謝の意を述べていたと聞いた。私を大切にしてくれる人に対し、優はどこまでも礼を尽くす。その代わり、私を傷つけた者に対しては恐ろしいほど容赦がない。忖度のない優の態度は、空気を保つことを是とする人間社会の母親像からは少し外れている。どちらかというと、産後の母猫に近い。誰にも傷つけさせない、死なせない、絶対に守る。そんな強い意志を感じるたび、心許ない気持ちになる。「無償の愛」なるものに縁のない人生だったから。

自宅に着いてしばし友人と談笑したのち、優は「少し疲れた」と言い、体を横たえた。そこでようやく、私が目を覚ました。おおよそ二十時間ほど眠っていた私は、友人が我が家に来ていることさえ知らなかった。ぼうっとする頭を抱え、寝室からリビングへと這い出す。そこに、Zoom越しでしか知らない友人の姿があった。一瞬驚き、変な声が出た。しかし、眠る直前の記憶と、心配を隠さない友人の表情が結びつき、すぐにおおよその流れを察した。頼りない声で、友人の名前を呼んだ。友人は、「はるさん」と言った。その後も、繰り返し私の名を呼んだ。

「はるさん、はるさん」

私たちは躊躇うことなく抱き合い、互いの肩を涙で濡らした。友人の腕は温かくて、背中をさすってくれる手のひらはどこまでも優しくて、あんなに死にたかったのに、その瞬間、死にたくない、と思った。二度目の「はじめまして」は、涙ではじまり、やがて泣き笑いへと変わった。


その日、パートナーの帰宅は二十三時を回った。彼は帰宅するなり、友人に心からの謝意を述べた。その姿が優と重なり、私は叱られた子どものように小さくなって、心配をかけたことを謝罪した。ふたりは、「お前は（はるさんは）悪くない」と言った。「加害者が全部悪い」と言い切ってくれる人たちが、私と同じだけ傷ついている。そのことを理不尽だと思う。

「死にたい気持ちはわかるけど、あなたを死なせたくないと必死で動いている人たちの気持ちも少しは考えなさい。あなたを必要とする人がいる以上、生きるための行動と選択をしなさい」

目覚めたあと、LINEメモに残されていた優のメッセージを思い返した。同じ台詞を他者に言われたら、私はおそらく我慢ならないだろう。だが、交代人格に言われた場合、私はそれを心に留め置かざるを得ない。私の肉体の死は、彼らの死に直結している。私の痛みを一瞬たりとも逃さずに内側で見つめ続けた彼らにしか、知り得ない記憶がある。それらを踏まえた上で叱られているのだから、「聞かない」という選択は私にはない。「生きるための行動と選択」を正しく行なえるか否かは別として、そうありたい、そうあらねばと、パートナーと語り合う友人の姿を見て思った。

「違う」
ルートは私を見据え、泣いているとは思えない落ち着いた口調で言った。
「ママが博士を信用しなかったからだよ。博士に僕の世話は任せられないんじゃないかって、少しでも疑ったことが許せないんだ」

二〇二三年の夏、友人が私に貸してくれた小川洋子氏の小説『博士の愛した数式』（新潮社）の一節である。私の心は、虐待と性被害により壊された。だが、負った傷はそれだけにとどまらない。「精神が不安定な状態にある」という理由で、もっとも信頼する友人の家族から恐れられたことが、私の尊厳を著しく損なった。その傷のダメージは、性被害そのものより、もしかすると深いかもしれなかった。だが、「私を信じる」選択をしてくれた友人夫婦が、生傷に絆創膏《ばんそうこう》を貼ってくれた。

私は、信用してほしかった。性被害の直後であろうとも、どんなに精神が不安定であろうとも、私が大切な人を傷つけるようなことはないと、無条件に信じてほしかった。だが、私が己の心情を声高に主張せずとも、信じてくれる人はいる。寄り添ってくれる人はいる。そのことに気付けた今、瘡蓋は少しずつ剝がれつつある。

二〇二四年の春、私は再びひどく不安定な状態に陥った。その際にも、友人は一切の躊躇いもなく「会いに行かせて」と言ってくれた。「そばにいたい」と、「はるさんの顔が見たい」と、そう言ってくれた。私がどれほど取り乱しても、彼女は私を怖がらなかった。私を決して責めなかった。ただ「はるさん」と名前を呼び、隣にいてくれた。こうして書きながら涙があふれ出るほどには、彼女が与えてくれた温もりは大きくて、だからこそ、喉の奥がつかえてなかなか文章にすることができずにいた。ようやく書けた今、心の澱《おり》が同時に流れ出ていくのを感じている。友人と食べたランチ御膳と、デザートの杏仁豆腐の味、純白の蕾《つぼみ》を膨らませた蓮の花のたたずまい、ハーブガーデンを散歩しながら吸い込んだローズマリーの香り、語り合った本の話、彼女が流した涙の痕。そのすべてが、くっきりとした輪郭を持って私の痛みを包み込む。鮮やかな花柄模様のブラウスに身を包んだ友人は、当時と変わらぬ温度感で、今も私を「好きだ」と言ってくれる。

どんなに叫んでも届かない悲鳴もある。だが同時に、叫ばずとも声を拾ってくれる人はたしかにいて、そういう人たちと手をつないで歩んでいきたい、と思う。だから、抗う。希死念慮はただの症状で、私の本心ではない。私は、生きたい。強がりではなくそう言い切れる日がくるまで、私は何度でも、向日葵のように笑う友人の顔を思い出す。

パートナーが適応障害と診断された日

二〇二三年八月、パートナーが適応障害*と診断された。仕事のストレスも要因の一つではあったが、私の症状が無関係だったとは到底言えない。彼の表情が日増しに曇っていく変化に、私はとうに気付いていた。だが、「一緒にいたい」という身勝手な思いから、目をそらし続けた。つらい過去を文章にしたためていると、「強くて優しい人」に見られることが多い。だが、実際の私は、弱くて、卑怯で、利己的な人間である。私にとって「過去の傷を綴ること」は、腹の中に腕を突っ込んで掻き回し、見せられそうな臓物だけを取り出す作業に近い。そんなことができる人間が、清廉潔白なわけがないのだ。

パートナーは、私との生活において大きな葛藤に悩まされていた。いつ自死するかわからない私をひとりにしたくない。つらい状況にある私に経済活動を負担させたくない。どちらも彼の本心だったが、この二つを両立するのはあまりに困難であった。彼は、リモートワークで働く業種に馴染みがなく、現場に赴いて働く職業を生業としてきた。それゆえ、「自宅で働く」選択肢を持てない自分をひどく責め苛み、焦りと苛立ちを募らせた。

「俺もお前みたいに個人事業主で食っていけるスキルがあれば、そのための準備をちゃんとしていたら、お前をひとりにしないで稼ぐことができたのに」

彼が培ってきた経験は、私から見れば十分に誇れるものであった。居酒屋の店長として連日店を満席にし、目標とする売り上げを達成するまでに二年もかからず、その後にはじめた焼き鳥屋でも売り上げを三倍にする成果を挙げた。個人事業主とはいえ、私の収入はあまりに心許なく、経費を除いた純利益は毎月ほぼ一桁である。障害年金がなければ、とてもじゃないが食べていけない。そんな私にとって、彼が重ねてきた経験はむしろ眩しいものであった。だが、彼は「お前をひとりにするのが怖い」と繰り返した。輝かしい業績よりも、「自宅で働けるスキル」を彼は切実に欲しがった。過剰摂取した薬が混ざった吐瀉物、抉った左腕から流れ出る血液、夜毎聞こえる絶え間ない悲鳴、それらすべてが、彼の心に動揺と恐怖を植え付けた。だが、私が謝れば謝るほど、彼は悲しそうな顔をする。「ごめん」という言葉が、彼は好きではない。

「ひとは、一人が別の一人の面倒をそっくりみるようにはできていません」

サバイバーの妻と生きる永田豊隆《とよたか》氏によるノンフィクション『妻はサバイバー』（朝日新聞出版）に引かれた一節である。言葉の主は、臨床哲学者・西川勝《まさる》さん。

夫婦は支え合うもので、家族の病は寄り添うもの。そんな風潮が強い日本では、身内の病は内々で対処するべき、という無言の圧力がある。だが、人間はそんなに強くない。二十四時間、三百六十五日、「愛する人にいつ死なれるか」と恐れを抱きながらの暮らしは、想像を絶する重圧であろう。実生活には、SNSのようにミュートやブロック機能が存在しない。リムーブは、リアルでは別離を意味する。彼が私の悲鳴から逃れるためには、私と別れる以外に術はない。

目の前で叫ぶ人間を放置できるほど冷酷な人は少ない。かといって、寄り添い続ける体力のある人もさして多くはない。だから、大抵の人は耳を塞ぐ。そうしなければ、己の生活を保てない。それが普通の感覚であるはずなのに、「家族だから」という理由だけで、彼は「自分がなんとかしなければ」と思い詰めていた。そうさせたのは、私だった。彼は何ひとつ悪くないのに、地獄に片足を突っ込んだ日常をいつの間にか強いていた。笑わなければ、と思った。大丈夫そうにしなければ、彼を余計に苦しめる。でも、無理は長くは続かず、私はやはり壊れたままで、うまく笑えない日々が続いた。私たちはゆるやかに、でも確実に、内側から蝕まれていった。

ある日、とうとう彼は仕事に行けなくなった。

「もう辞めたい」

本当にやめたいのは、私との生活ではないのか。そう聞きたかったが、聞けなかった。肯定されるのが怖かったし、否定されても信じきれなかった。「稼ぎたい」と「私のそばにいたい」。二つの願望を両立できない自分を蔑み、「無能でごめん」と彼は言った。「それは違う」と何度も伝えたが、彼は聞き入れなかった。彼がひとりで背負うには、私の症状や過去はあまりにも重すぎた。だが、私たちにはほかに頼れる場所がなかった。実家も親族も頼れず、生活保護も申請できない。† この国のセーフティネットは、網の目が粗すぎる。

適応障害と診断されたのち、彼は仕事を辞めた。落ち込みと、濃い疲労感が彼の目元に漂っていた。だが、そこにかすかな安堵の色が見え隠れしていたことに、私は気付いていた。それほどまでに、彼は私から目を離すことが怖かったのだ。貯金を切り崩す生活が続き、あっという間に残高は目減りした。減り続ける数字を見るたび、胃が焼ける思いがした。何が正解かわからないまま、仕事量を限界まで増やした。それでも生活費が足りず、私の苛立ちは募った。彼を追い詰めたのは私なのに、今度は「働けないこと」を理由に彼を責めるようになった。お金の不安は、人から優しさを掠《かす》め取る。

「どうして働いてくれないの?!」

理由を知っていたのに、「私のせいで働けないのだ」とわかっていたはずなのに、泣きながら怒鳴った私に、彼は「ごめん」と言った。

離れるべきなのかもしれない。

共に暮らしはじめて一年以上が過ぎた頃、彼との別れを本気で考えた。

「私といることが、彼にとって負担でしかないように思うんです」

主治医にそう打ち明けたとき、主治医は淡々と私に問うた。

「パートナーさんが、そう言ったんですか?」

「いいえ、でも」

私が言葉を継ぐ前に、主治医は重ねて質問した。

「パートナーさん自身は、なんと言っているのですか」
「私と一緒にいたいと、言ってくれています」
「それなら、それがパートナーさんの意思です。パートナーさんの幸・不幸を、碧月さんが決めちゃいけない。彼の選択を、碧月さんと一緒にいたいという決断を、他者が奪ってはダメですよ」

主治医の言葉は、いつも明快で簡潔だ。だからこそ、こんがらがった私の心にもすとんと落ちる。彼の決断を、彼の意思を、信じきれなくなったのはいつからだったろう。彼がつらそうであるならば、それは彼のためにはならないと思い込んでいた。つらくても苦しくてもそばにいたいと、そう言ってくれた彼の思いを、私はもっと素直に信じるべきだった。勝手に疑って、勝手に不安になって、彼の人生の決断をいつの間にか奪っていた。私は、つらそうな彼を見ることから逃げたいだけの、弱い人間だった。

家族が冷静さを維持するのは難しい。職業としての支援者と違って、24時間、その立場を降りられないのだ。

『妻はサバイバー』の一節にあるこの言葉に、深く頷くよりほかない。私たちは互いに癒えぬ傷を抱えていて、それゆえに傷つけ合う。だが、「共依存」という言葉では括られたくない絆がたしかに存在していて、その思いに名前を付けるのは、ひどく難しい。

病気、障害、お金。困難な折り合いのつけどころを、私たちは何度も話し合った。そのたびにぶつかり、ときに大喧嘩もした。私が家出をしたこともあったし、彼が家出をしたこともある。だが、結果的に私たちは今も共に生きている。

幸いにも、彼の適応障害の症状は軽快に向かい、現在は再び定職に就いて働いている。先のことはわからない。ただ、彼は帰宅後必ず、私をハグしてくれる。その温もりを私は信じているし、彼もまた、私の底知れぬ生命力をどこかで信じている。

＊適応障害：自分が置かれた環境・状況に順応することができず、不安感や抑うつ症状が強く出ることにより、学校や職場に通うことが難しくなり、生活に支障をきたす状態のこと。それまでできていたことができなくなることから、無力感に苛まれる人が多い。就職、転職、結婚、離婚など、環境の変化に際して発症しやすいと言われている。また、家族の病気やそれに伴う介護のストレスなどから発症するケースもある。

†生活保護も申請できない…私自身は、両親からの虐待被害があり、万が一にも扶養照会される事態を避けるため、生活保護の申請を選択肢に入れていない。しかし、近年は扶養照会のあり方が見直されつつあり、行政の対応にも前向きな変化が見られるようになった。一方で、群馬県桐生市で行なわれていた悪質な「水際作戦」のような事例があるのも事実で、申請したくとも、あるいは申請できる状況なのに「申請できない」と思い込んでしまうケースも多い。車の保持については、生活環境によって考慮される（車以外の移動手段がない地域など）場合もあるため、諦めずにまずは専門の支援員に相談してほしい。窓口申請に付き添ってもらうことで、生活保護申請の壁をクリアできることもあるからだ。

支える者は「つらい」と言えない

パートナーが適応障害の診断を受けたことで、虐待被害や性被害など、何らかの被害当事者が抱える苦しみは、身近にいる人間にも容赦なく跳ね返るものなのだと知った。生々しい被害の詳細を、私が連日口にするわけではない。ただ、悪夢による悲鳴や嗚咽、見えない何かに怯える姿を見るだけで、否が応でも伝わってしまうものがある。私の場合、そこに解離が重なる。交代人格たちが表に出ることにより、パートナーの負担が減る場合もある。優や海が表に出れば、泣き喚く私自身が表に出ているよりも、パートナーは過ごしやすくなる。彼らは家事も人並みにこなせるし、パートナーのよき話し相手でもある。だが、逆も然りで、手のかかる人格が表に出れば、彼の負担は増す。誰が出るかは、そのときにならなければわからない。

パートナーの困りごとの一つに、これらの日常トラブルを相談する相手がいないことが挙げられる。例えば、夫婦間の何気ないトラブルなら、職場の同僚にさらりとこぼすことができるかもしれない。しかし、「妻は虐待サバイバーで、数年前に性被害にも遭ってしまい、そのせいで解離性同一性障害の症状も悪化して、頻繁に人格交代が起きるんだよね」と、職場の昼休憩で話すのは困難だろう。アウティング*の問題を差し置いたとしても（本来、差し置いていい問題ではないが）、この悩みを口に出すのはかなりハードルが高い。日常的に起こる問題を、相談できる相手がいない。それは結果的に彼がひとりで重責を背追い込むことにつながり、心身に大きな負荷がかかる。

ちょうどこの原稿を書いている最中、パートナーは一時的に歩行が困難な状態に陥った。股関節が炎症を起こし、激痛で座位を保つことさえ難しく、立ち上がりや一歩踏み出すたびに冷や汗を流す有様であった。しかし、レントゲンやＭＲＩの結果は特に異常はなく、血液検査の結果「炎症反応がある」と言われただけで、「ストレスや疲労からくる関節炎」と結論づけられた。ストレスは必ずしもメンタルの不調だけを引き起こすものではない。今回の彼のように、何らかの痛みを発症する人もいれば、突発性難聴や心因性の失明を患う人もいる。私自身でいえば、過去にストレス過多により声が出なくなった経験がある。限界値を超えたストレスは、実にさまざまな症状で本人に警笛を鳴らす。
「これ以上の無理は命に関わる」
パートナーが患った関節炎も、そんな内なるメッセージだったのだろう。
カミーユ・エマニュエル氏による『跳ね返りとトラウマ』（吉田良子＝訳／柏書房）に、こんな一節がある。

支える、慰《なぐさ》める、聴く、答える、予測する、整える、せきとめる、危険を引きつけて周囲を守る、さらに答える、パートナーを安心させる、気を配る、そこにいる、しっかりする、くじけない、強くなる、おそれを鎮《しず》める、涙を受け止める、不安に備える、軽さを見つける、数えきれないほど引っ越しをする、日常生活をこなす、私たちが脅迫されていないかどうかを確かめる、喜びを与える、将来の話をする、生活をになう。

などなど。

一般的に、「支える」の一言に集約されがちな責務の中に、これだけのものが含まれる。

本書は、シャルリ・エブド襲撃事件[†]の生き残りである夫と共に歩むパートナーの視点から描かれている。この一節を私のパートナーに見せたとき、彼はぽろっと本音をこぼすように「俺だ」と言った。人の感情は伝染するもので、私が泣けばパートナーの気持ちも沈む。だが、彼はそれを一旦受けとめ、さらに自分の中で受け流し、私が笑顔になれるよう心を砕いてくれる。それが一年に一度のことなら、大半の人がやり過ごせるだろう。だが、虐待による複雑性ＰＴＳＤに加えて、性被害によるＰＴＳＤまで発症してしまった今、私の心身が安定している日は少なく、不安定であることが日常化している。

　前述した書籍の中に、「跳ね返りによる被害が社会的に認知されるまでの道のりはまだまだ遠い」との記述がある。フランスでは、何らかのテロ事件や災害被害者など、重度のトラウマを抱える被害者に近しい人が、「跳ね返りによる被害者」として補償を受けられる制度があるという。だが、審査は厳しく、必要な人の手にまんべんなく支援が行き届いているとは到底言えない。日本国内においては、近親者の身に凄惨な事件が起きた場合、家族もまたトラウマを抱え、ＰＴＳＤを発症したケースなどは、当然ながら医療や福祉の支援を受けることができる。ただし、フランスにあるような「跳ね返りによる被害者」への支援制度は確立されていないのが現状だ。人としての尊厳が著しく損なわれる出来事があったとき、被害を被るのは被害者本人にとどまらない。被害者の身内、友人など、被害者を取り巻く大勢が共に傷つき、多くのものを失う。

パートナーが、私に対して「つらい」と口にすることは滅多にない。だが、適応障害を患っている最中は、「死にたい」と何度か呟いた。私自身も頻回に口にする言葉なのに、いざそれを言われたときは、彼を抱きしめることしかできなかった。

私は、彼に生きていてほしい。共倒れになるぐらいなら、いつでも手を離してくれていい。そう伝え続けているが、彼はそのたび首を横に振る。

「お前と生きるっていうのは、正直楽ではない。わりと大変だけど、それでもお前と一緒にいたいから、俺はここにいるんだよ」

子どもの頃から知っている顔は、年を重ねるごとに柔和になった。パートナーは学生の頃から優しかったが、暮らしを共にするようになってからは、彼の忍耐力の凄まじさに日々頭の下がる思いである。彼はいつも、静かに待っていてくれる。私の内なる嵐が過ぎ去るのを、希死念慮から這い上がるのを、私自身が立ち直ろうと思える日がくるのを、ただ隣に座り、じっと待ってくれる。感謝するだけでは足りないのだろうな、と思う。彼の包容力に甘えて、ずぶずぶと寄りかかっているだけでは、いつかふたり揃って倒れる。そうならないために、きちんと互いの足で歩んでいくために、私は自分の心と体を守りたい。それがひいては、パートナーをも守ることにつながっていく。私はそう信じているし、彼も同じ思いを抱き、毎日同じ台詞を私に言う。

「まずは、飯食うぞ」

＊アウティング：本来は「本人の性のあり方を同意なく第三者に暴露すること」を意味する。人種や民族、部落差別などに関わる出身や地域、病歴など、暴露されることで差別や偏見等の不利益を被る可能性がある属性はさまざまである。この言葉の歴史性や重み、性的マイノリティの枠を超えて使用する際の注意点は、松岡宗嗣氏『あいつゲイだって――アウティングはなぜ問題なのか？』（柏書房）で詳しく分析されている。

†シャルリ・エブド襲撃事件：二〇一五年一月七日、パリにある風刺週刊紙『シャルリ・エブド』編集部に、覆面をして武装した二人組の男が侵入し、十二名を殺害した。犯人たちは逃走するも、二日後に警察との銃撃戦で射殺された。また、八日にはパリ近郊で女性警察官が銃殺され、犯人は翌九日にユダヤ系食料品店に籠城するが、こちらも射殺されている。一連の事件は犯人たちに交流があったため、あわせて「シャルリ・エブド襲撃事件」と呼ばれる。

もし、二度目の人生があったなら

二〇二三年夏に放映されたドラマ『最高の教師』を、パートナーと共にリアタイで視聴していた。タイムリープものの作品で、生徒に殺された教師が過去に戻り、殺人を未然に防ぐために生徒と本気で向き合いはじめる物語である。ドラマを見ている最中、パートナーが真剣な顔で呟いた。

「もしも俺に二度目の人生が巡ってきたら、もし高校生の頃に戻れたら、そのときにはちゃんとお前を連れて一緒に逃げる」

彼はずっと、ある罪悪感を抱えながら生きている。それは本来、彼が背負うべきものではない。だが、消えない傷のように、彼の中で後悔が疼《うず》き続けている。

パートナーと私が幼馴染であることは、すでに書いた通りである。彼が私の虐待被害を知ったのは、中学の頃。その後、数年にわたり彼は私の相談に乗ってくれていた。実際には、話している時間より、泣いている私を彼が抱きしめている時間のほうが長かったように思う。虐待の実態を知ったとき、彼は何度も私に行政を頼るよう勧めた。だが、私はそれを頑《がん》として受け入れなかった。小学生の頃、担任教師に被害を打ち明けた際、逃げるように顔を背けられた。それ以来、私は二度と大人を信用しなくなった。痣だらけの背中を見た女性教師は、「怒られるようなことしちゃダメよ」と言った。その数ヶ月後、担任教師は結婚して別の小学校へと異動した。彼女はおそらく、私のことなど覚えてすらいないだろう。「誰にも言うな」と刷り込まれた父からの脅しに加えて、被害を知りながら目を背けた大人への失望が、私からSOSを発する気概を奪った。

「何もできなかった」とパートナーは過去を悔やむが、あの当時、彼もまた私と同じ子どもだった。虐待被害において、子どもが子どもを救うことなどできない。それ自体は、彼も十分理解しているのだろう。だが、その上で「助けられなかった」ことが、彼の心の傷になっている。高校一年の冬、彼はひとりで家出をした。当時の私は、「置いていかれた」と思い絶望したが、それもまた致し方ないことだった。十六歳の子どもに、性虐待被害者の人生は背負えない。そもそも人は、別の誰かの人生を背負うことなんてできない。背負えるのは自分の荷物だけで、他者の分まで背負おうとすれば、呆気なく潰される。

「あの頃、お前を殺して俺も死のうかと考えていた。それくらいには、追い詰められていた」

そう言う彼の目は、いつも少し翳《かげ》りがある。私の自死を止めたことが、果たして正しかったのか。本当はあのとき死なせてやったほうが、よほど楽だったのではないか。そんな葛藤に、未だに駆られるという。

もし仮に、高校生の頃に彼と共に家出していたら。そんなタラレバを想像することは、私にもある。だが、おそらくその結末は、ハッピーエンドではなかっただろう。現実には、ヒーローなんて出てこないし、十六歳カップルに「住み込みでうちで働け」と言ってくれる心優しき店主も登場しない。私は彼のあとを追うように十七歳で家出したが、私に食事や寝床を与えてくれた人たちは、全員例外なく私の体を交換条件に欲した。純粋に見知らぬ他人を「助けるため」だけに動いてくれる大人は、街中をふらついているだけで会えるものではない。

私たちが中学・高校時代を過ごした一九九〇年代は、虐待問題に対する社会の関心が今より薄く、「ネグレクト」という言葉さえ浸透していなかったと記憶している。児童相談所がどこにあるのかも知らなかったし、虐待相談の連絡先が学校で配られることもなかった。インターネットもスマホもなく、「ググる」選択肢もない。セーフティネットそのものが未成熟だっただけでなく、被害当事者がセーフティネットにつながる手段はないに等しい状況であった。もちろん、社会の流れとしては、九〇年に「児童虐待防止協会」が設立、九四年に「子どもの権利条約」が批准、二〇〇〇年に「児童虐待防止法」が制定されている。九〇年代は虐待防止活動が活発化された時期だった——知識としては知っているが、その九〇年代において、当事者の私のもとに保護の手は届かなかった。この事実こそが、「家庭」という名の密室で行なわれる虐待の恐ろしさを示す傍証ではないだろうか。外からは見えないのだ。そして、内側から声をあげられる被害者は、ほんの一握りである。

「六歳で何がいえるっていうの？　それに、そういうのがあたしの生活だったんだから。あたしはそういうことに慣れていたんだよ」

トリイ・ヘイデン氏による『タイガーと呼ばれた子』（入江真佐子＝訳／早川書房）の一節である。本書に登場するシーラという少女は、六歳にして父親に売春を強いられていた。シーラが性的な行為で稼いだお金は、すべて父親のクスリ（ドラッグ）代に消えた。どんなに過酷な日常でも、それが続くと慣れてしまう。苦痛を感じないわけではない。ただ、諦めるのが上手くなるのだ。加害者は被害を隠す。被害者は沈黙を強いられる。周囲は異変に気付きながらも、巻き込まれたくないから何もしない。結果、支援の手は届かない。この負のスパイラルは、令和の現代において、何らかの改善が見られているだろうか。

子どもだった私を助けられなかったのは、社会全体の問題であり、パートナーのせいではない。

「あの時代、もし碧月さんたちが本当のことを話したとしても、周囲の大人がそれを信じてくれたかどうかは、正直わからない。碧月さんとパートナーさんは、自分たちの身を守るために、そのときできる限りのことをしたんです」

彼の葛藤を打ち明けたとき、主治医はまっすぐに私の目を見てそう言ってくれた。私も、そう思う。

「あのとき、俺はお前から逃げた」

ことあるごとにパートナーはそう言うが、それでよかったのだと私は思っている。彼が自分の心身を守ることを優先してくれたから、今の私たちがある。向き合い過ぎると崩れる。逃げて、立て直して、そうしてまた向き合って。そのぐらいが、きっとちょうどいい。


中学生の頃、彼が私の手を摑んでくれたから、助けてくれたから、息子たちにも出会えた。生きていたから、「書いて生きる」を叶えられた。先日、私が「書いて生きたい」と思うに至ったきっかけをくれた作家さんが、私の記事に対してこんな言葉をくれた。

「碧月はるさんの書くものを信頼している」

大袈裟ではなく、震えた。こんな未来がくることを、二十年前の私は想像もしていなかった。絶望は常に隣にある。だが同時に、揺るぎない幸福もまた、たしかにあるのだ。だから、パートナーに伝えたい。あなたがいつも私にくれる言葉を、何度でも伝えたい。


あなたは悪くない。助けてくれて、ありがとう。

おわりに ——幸福と絶望は行き来する

二〇二〇年八月、現在の主治医に「解離性同一性障害」と診断されました。解離症状は、幼少期より両親から受けた虐待が原因です。殴る蹴るなどの身体的虐待や、人格否定につながる暴言などの精神的虐待のほか、父と姉から性的虐待を受けました。姉からの被害は、父のそれに比べれば頻度も少なく、期間は二年に及びません。ですが、当時の私の心を壊す大きな要因でもありました。

解離の診断を受けたのは、ここ数年以内の話です。取り戻した記憶と、ほかの人格の話から憶測するに、おおよそ五歳頃に解離を発症したものと思われます。現在、私は障害年金二級を受給していますが、そちらの障害認定日も、初診の十代の頃に遡って認定されています。

現在、パートナーが把握している人格は、私を含めて七人です。なので、現状私は「ゴレンジャー」ではなく、「ナナレンジャー」ということになります。人数は、私の精神状態によって変動します。私自身は解離しているあいだの記憶はなく、解離中の私（交代人格）の言動は、主にパートナーが把握しています。パートナー以外の人の前で解離することもありますが、その場合には交代人格たちは「私のふり」をして日常生活を回してくれています。そのほうがトラブルが少なく、面倒が起こらないことを過去の経験から学んだようです。

虐待被害に遭い、解離を患っている現状だけを言えば、おそらく世間一般において、私は「可哀想な人」という認識になるのだと思います。しかし、実際には幸福を感じる瞬間も多々あります。それは、パートナーとのひとときだったり、息子たちとの冒険の日々だったり、美味しいものを食べた充足感、満天の星を見上げた感動など、実にさまざまです。健常者が感じるものと同様の幸せを、私も日々感じています。

一方で、やはり苦しい時間帯が多くあることも否定できません。フラッシュバックや悪夢、障害に対する謂れない差別など、心を削られることは数多くあります。虐待がもたらす後遺症の重さは、到底一言では言い表せません。私は今年で四十三歳を迎えますが、未だに悪夢に叫んで飛び起き、フラッシュバックで過呼吸発作を起こし、解離を起こせば数時間の記憶を失います。

このように、「幸福」と「絶望」は、私の中で行ったり来たりするものです。しかし、時々、そのことを許されないような気持ちになります。

「痛い・苦しい」も、「楽しい・嬉しい」も、どちらも本当です。それなのに、何らかの被害者は、そのどちらかでなければいけないような圧力を感じます。立ち直って前向きに生きるのか、絶望にのみこまれて打ちひしがれるのか。そのどちらか一方だけが真の姿である、と。それはまるで、見えない鎖にがんじがらめにされているような圧迫感で、泣きたいのに泣けない、笑いたいのに笑えないことが、ひどく息苦しく思えます。

例えば、交代人格がやらかした失敗談は、私とパートナーにとっては「笑えるエピソード」です。でも、表現の仕方によっては、「解離性同一性障害」を軽いものとして捉えられるかもしれない。「障害をネタにしている」と思われるかもしれない。そう思うと怖くて、これまで書けなかったことがたくさんありました。でも、私たちにとっては、これが紛れもなく日常なのです。

もう一つ、私が「怖い」と感じていることがあります。それは、「凄惨な過去を持つ人間」を極端に二分化して見る世間の目です。もちろん、そういう人ばかりではないことも重々わかっています。理解を示してくれる人、当事者の声に耳を傾けてくれる人もたくさんいます。しかし、私のような「虐待サバイバー」に対して、「関わらないほうがいい危険人物」、もしくは「悲惨な過去を克服した強く優しい人」の両極で捉える人たちが一定数いるのも事実です。

虐待サバイバーは、悪魔でもなければ聖人君子でもありません。思いやりや優しさ、想像力を持ち合わせると同時に、憎しみや怒り、口に出すのも憚られるような汚い感情も当然ながら持っています。そのへんにいる人たちと「同じ人間」です。違う点があるとすれば、「どんな親に育てられたか」です。「強く清く正しい」サバイバーだけが社会に存在することを認められ、それ以外は「関わらないのが吉」と見做され、排除される。その風潮が、私は怖いのです。

泣き叫べば、遠巻きに見られます。笑えば、「平気そう」と痛みを矮小化されます。そうじゃない、そうじゃないんだと、何度も思ってきたけれど、思うだけでは声は届きません。だから、私の日常を書きたいと思いました。

「人権闘争」や「差別との闘い」と書くと、いかにも偉大で崇高なことのように見えるのだけれど、実際に声を上げる一人ひとりは、恐怖心を持った生身の人間なのだ。

荒井裕樹氏による『まとまらない言葉を生きる』(柏書房)の一節です。私は、怖いです。過去を明かすことも、声を上げることも。それでも書くのは、当事者が黙っていると、憶測で実態を歪められるからです。傷口は、塞がったかと思えば唐突にひび割れます。ぱっくりと割れたそれから流れ出すものを、日々少しずつ整理しながら、私は今日も言葉を紡ぎます。昨夜涙に溺れても、翌朝には朗らかに歌い、朝露に濡れる蕾を見て微笑んだりもします。幸福と絶望は、同居しうるのです。

昨年の誕生日、友人たちがサプライズでパーティを開いてくれました。風船と「ハッピーバースデー」の文字が賑やかに飾られた壁、「はるさん、おめでとう」と書かれたイチゴのケーキ、友人たちからの心のこもったプレゼント。すべてが嬉しく、温かく、笑いながら泣きました。友人たちは、私を「サバイバー」という括りで見ません。「碧月はる」というひとりの人間として、私の存在を尊重してくれます。あの日、みんながたくさんの「おめでとう」をくれた日、私は「生まれてきてよかった」と思いました。

私はサバイバー代表ではないので、私個人の話しかできません。ただ、やはりこれまでの自分の道のりを振り返ると、社会構造そのものが変わらなければ、私のような人間は減らないだろうと感じています。個人の価値観や意識は、年々アップデートされています。しかし、それだけでは当事者の苦難はなくなりません。差別や偏見をなくすのに必要なのは、思いやりではなく「学び続ける姿勢」です。「共感よりも理解を」「同情よりも支援を」。私は、そう思っています。そのためには、虐待の後遺症が生活に及ぼす影響の甚大さを理解した上で、必要な法改正と支援制度の拡充を早急に進める必要があるのではないでしょうか。これらの制度を整える上で、当事者の声を聴く姿勢を疎かにしないことも必須です。安全圏にいる人が何もかもを決めるのではなく、明日生きるか死ぬかの瀬戸際にいる人たちの声を拾ってほしい。聴くつもりがあるのなら、そういう声は巷《ちまた》にあふれています。私が本書で書いた言葉たちもまた、そのうちの一つです。

本書における交代人格の言動は、パートナー・友人の証言やメモをもとに書き起こしています。いつかみんなと直接話せる日がきたら、まずは何よりも、「ありがとう」を伝えたいです。彼ら・彼女らに肉体がない以上、これは叶わぬ夢なのだとわかってはいるけれど、いつの日か、みんなでご飯を食べられたらいいのに、と思います。みんなと色々な話をしながら、私への愚痴も聞きながら、ご飯を食べて、お酒を飲んで、桜にはジュースを用意して、晴天の下、そんな時間が持てたなら――。この夢が叶うのは、おそらく私の命が尽きるときでしょう。その日を楽しみにしていると言ったら、またみんなに怒られるかもしれないけれど、私はそんな「いつか」を、やはりどこかで焦がれてもいるのです。だからこそ、その日がくるまで、私の心が壊れないように、命をつなげるようにと生まれてくれたみんなと共に、私はこれからも生きていきます。

二〇二四年六月

碧月はる

碧月はる（あおつき・はる）

エッセイスト／ライター。書評、映画コラム、エッセイ、インタビュー記事、小説など幅広く執筆。主な執筆媒体は『ダ・ヴィンチWeb』『婦人公論』『osanai』『withnews』など。虐待サバイバーである自身の原体験をもとに、マイノリティの置かれている現状や課題について綴る。本書が初のエッセイ集となる。

いつかみんなでごはんを

解《かい》離《り》性《せい》同《どう》一《いつ》性《せい》障《しょう》害《がい》者《しゃ》の日常《にちじょう》

2024年11月10日　第1刷発行

著者　碧月はる

発行者　富澤凡子

発行所　柏書房株式会社
東京都文京区本郷2-15-13（〒113-0033）
電話(03)3830-1891［営業］
(03)3830-1894［編集］

装丁　小川恵子（瀬戸内デザイン）

装画　嶽まいこ

組版　株式会社キャップス

印刷　萩原印刷株式会社

製本　株式会社ブックアート

ISBN 978-4-7601-5572-9